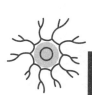

搞定自律神經我竟輕鬆減掉37公斤！

日本食慾控制減肥協會代表理事 富永康太 著 林詠純 譯

101の科学的根拠と92%の成功率からわかった 満腹食べても太らない体

推翻168、減醣、斷食迷思，
只要平衡腦內神經&荷爾蒙，
餐餐吃飽不復胖

低醣飲食、每餐熱量限制、只吃蔬菜的飲食控管、斷食、一天兩餐以下、地中海飲食、劇烈運動……。

如果你無論嘗試哪種方法，都只能「暫時」瘦下來，最後又會復胖，請你記住下列這段話——

減重失敗、發胖的真正原因，不是你的毅力不足，也不是天生體質不佳，而是因為你的「腦」！

只要讓你的「肥胖腦」，恢復成原本該有的「苗條腦」，你就不只能夠瘦下來，還能「持續維持苗條的狀態」。

而重設肥胖腦的方法，就是本書介紹的「食慾控制法」。

「食慾控制法」的驚人效果 **1**

無論做什麼都瘦不下來的人竟接連成功！

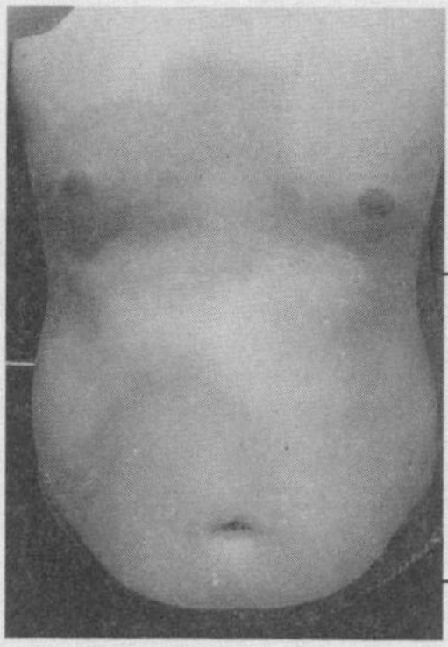

12 個月

−17kg

1年都不復胖

（30 多歲男性）
95kg → 78kg

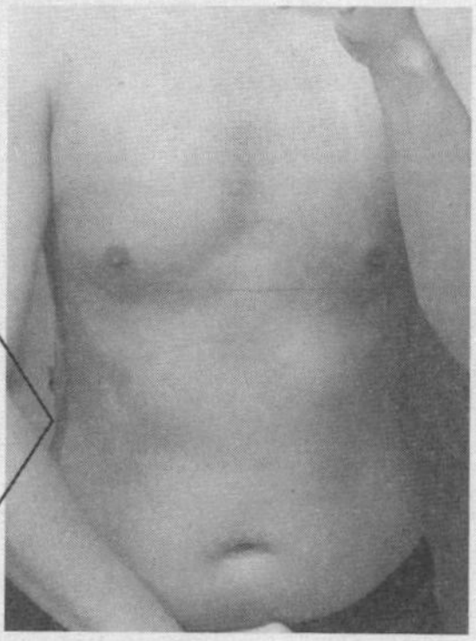

其他還有……

（30 多歲女性）96kg → 59kg	**11 個月 −37kg**
（50 多歲女性）68kg → 52kg	**4 個月 −16kg**
（60 多歲男性）82kg → 72kg	**6 個月 −10kg**

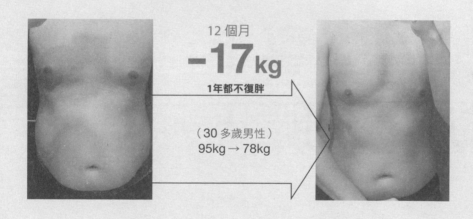

「食慾控制法」的驚人效果 2

即使在過去的減肥法中
老是失敗也沒問題！

做這些事！
就會復胖！

劇烈運動

斷食

低醣飲食

只吃蔬菜的飲食限制

熱量限制

一天 2 餐以下

地中海飲食

完全不需要

因為很快

「食慾控制法」是

「不需要飲食限制」「沒有禁止食品」「不需要劇烈運動」

這種方法不是靠「想吃但是得克制」成功，

而是達成**「自然而然就不想吃太多」**

的狀態！

「食慾控制法」的驚人效果 3

不只是瘦下來，還能瘦一輩子！

自然而然抑制食慾

桐谷遙（40 多歲女性）

自從新冠疫情開始，減少外出之後，我在半年內就胖了7公斤。

因為壓力的關係，我無法控制地暴飲暴食，吃完飯後甚至還吃洋芋片。

就在這個時候，我接觸到食慾控制法。我做了什麼呢？事先聲明，我既沒有限制飲食，也沒有做劇烈運動。

我不覺得會再復胖

種井 翔（30 多歲男性）

我曾靠著低醣飲食瘦8公斤，但很快就開始覺得營養失調，結果才3個月就打回原形。

而我就在靠著低醣飲食瘦下來，接著又立刻復胖的循環中，直到我接觸到食慾控制法。

於是我發現，從身體的機制來看，低醣飲食反而成為變胖的原因。

我靠著「食慾控制法」花8個月減掉10公斤。而且因為瘦得健康，所以也不會再復胖。

試了各種方法，這是我第一次瘦下來

千葉達典（50 多歲男性）

我從小就因為肥胖而煩惱。為了瘦下來，無論是去健身房、低醣飲食，還是一天一餐全部都試過了，但最後還是會變胖。就在我已經自暴自棄的時候，接觸到食慾控制法。

食慾控制法將全身的運作當成一個整體，而非將身體的部位或功能分開思考，因此非常合理。

現在是我這輩子第一次瘦下來，瘦到連參加同學會時，以前的同學都認不出來（笑）。

不靠飲食控制終於健康瘦下來了

立川桂（30 多歲女性）

我無論如何都想瘦下來，所以每天只吃蔬菜，靠著這個方法減掉了7公斤，但後來卻因為壓力而開始暴食，復胖了10公斤。在健康檢查當中，也被提醒必須注意膽固醇。

每當我上網搜尋減肥資訊就會心情低落，就在我陷入這樣的循環時，接觸到食慾控制法。

現在再度花7個月瘦下11公斤，這次既沒有勉強自己，也沒有壓力，因此也沒有復胖的跡象。

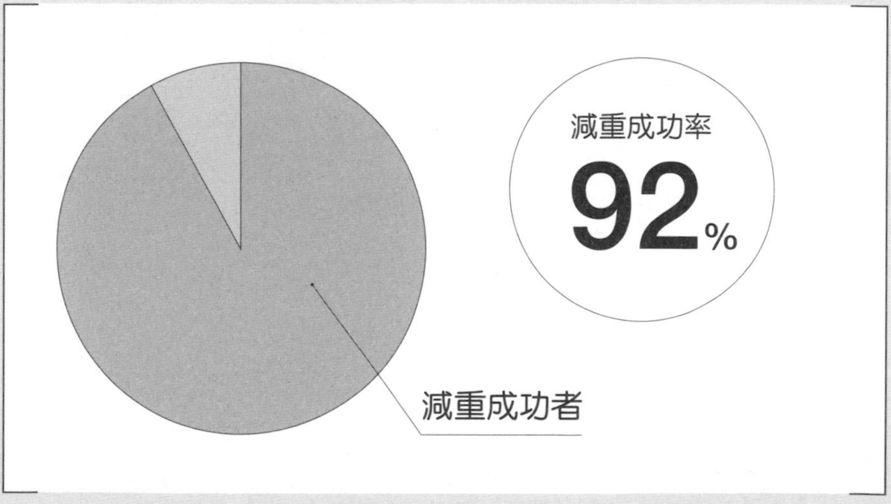

前言

「我出社會之後，因為工作與人際關係的壓力，胖了10公斤以上……」
「我變得比以前更不容易瘦下來，好想恢復當時的身材……」
「醫生要求我減肥。因為再這樣下去可能會生病……」

我想這些人一直以來也嘗試過各式各樣的減肥法。

低醣飲食、熱量限制、只吃蔬菜的飲食限制、斷食、一天兩餐以下、劇烈運動……。

我想無論哪種方法都需要莫大忍耐，也經歷了許多辛苦。

但是，他們成功了嗎？

如果是拿起這本書的各位，或許曾有一段時間成功減下體重。

即使如此，你的減肥依然沒有成功。**理由不就是：「雖然暫時成功減重，最後卻又因復胖而打回原形」嗎？**

低醣飲食讓你在最初的幾個月一口氣瘦下來，覺得非常開心。但是，瘦了約8公斤之後，就再也瘦不下去，於是你無法繼續忍耐，反而陷入報復性地暴飲暴食。

熱量限制、斷食、運動也一樣。剛開始確實能瘦下來，**問題在於無法持續。**

於是，你嘗試了各種各樣的減肥法，最後終於放棄。

請你不用擔心。

本書的方法不只能夠幫助這樣的你瘦下來，還能**「一直維持苗條的狀態」**。

遵循人體機制的正確減重法？

「雖然暫時瘦下來，卻很快就復胖了。」

為了解決這個問題，本書將介紹**「食慾控制法」**這項減重方法。

實不相瞞，我以前也和各位一樣。

出社會之後開始變胖，為了恢復過去的身材，調查並嘗試了各式各樣的減肥法。

進行了對身體造成負擔的低醣飲食與飲食限制等等，最後都因為無法持續而反覆復胖……。

這樣的我也在理解「食慾控制法」背後的原理之後，**能夠毫不勉強地「維持苗條身材」**。

這個減重法容易與「飲食限制」混為一談，其實截然不同。

飲食限制是「想吃但必須忍耐」，但「食慾控制法」卻是**創造出一種「自然而然不想吃太多」的狀態」。**

「這是與生俱來的體質問題，沒辦法後天改造吧？」

或許也有很多人會這麼想。

當然也有一部分的人擁有不容易胖的體質，但根據理化學研究所的研究，體重受基因影響的比例只有30%[*1、2、3]。

換句話說，肥胖的原因中，有70%源自於後天的生活習慣。

「食慾控制法」從這70%決定胖瘦的生活習慣下手，創造「自然而然不想吃太多的狀態」。

這個方法開發自超過一百項科學證據，這些證據列於本書結尾的參考文獻，而其效果就如同本書開頭的介紹。

「因為瘦得健康，我的體質也變得不容易胖。」

「自然而然吃到八分飽就滿足了，因此雖然體重下降，我卻完全不覺得自己在忍耐。」

「真希望自己能夠早一點聽到老師的建議。」

由於接受減重指導的學員，給了我太多這樣的回饋，因此我決定將這個方法集結成冊。

肥胖的真正原因在於「體內恆定」

那麼，為什麼過去的減肥法會失敗，但食慾控制法可以成功呢？

各位為了瘦下來，採取了什麼樣的傳統減肥法呢？

想必多半都是以下兩者之一：

●**減少吃下去的量（減少攝取量）**

●**運動（增加消耗量）**

然而從人體的機制來看，**這些其實都是錯誤的方法。**

人類吃得太多、代謝變差、變得易胖的真正原因在於「大腦」。**如果不從根本的原因「大腦」下手，只是減少表面上飲食的攝取量，或是增加消耗量，只不過是治標不治本。因為容易變胖的體質本身沒有改變，即使暫時瘦下來，也會立刻恢復原狀。**

反之，「食慾控制法」為了從肥胖的源頭進行調整改善，則以大腦的**「體內恆定（homeostasis）」機能**下手。

傳統減肥法與「食慾控制法」

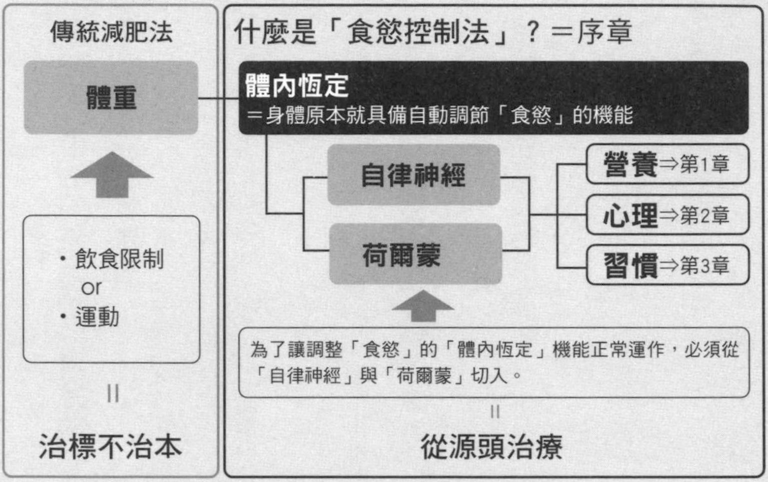

人體原本應該具備自動調節食慾，以及避免體重上升過多的機能。這就是「體內恆定」[*4]。

這個名詞原本指的是避免血壓或血糖值上升過多的自動調節機制，但現在已經知道人體也能自動調節食慾（體重）。

換句話說，人會變胖的根本原因，就在於幫助食慾（體重）恢復正常值的「體內恆定」機能衰退。

那麼，該怎麼做才能讓「體內恆定」正常運作呢？

詳細內容就留給序章，總之掌管其正常運

作的是「自律神經」與「荷爾蒙」。而為了讓「自律神經」與「荷爾蒙」正常發揮功能，從「營養」、「心理」、「習慣」三個角度切入非常重要。

傳統減肥法終將失敗的原因就在這裡。

這些勉強自己身體的減肥方法，會因為營養失調、限制及禁止造成壓力。於是導致「自律神經」與「荷爾蒙」機能衰退，破壞「體內恆定」，反而使人更加暴飲暴食。

「不限制飲食」「沒有禁止食品」「不需要劇烈運動」的減重法

至於「食慾控制法」則是採取「不限制飲食」、「沒有禁止食品」、「不需要劇烈運動」的減重方式。

「又來了！提倡減肥的說詞都差不多。」

各位或許會這麼想，但這可這不是為了推廣「食慾控制法」才加上去的宣傳詞句。

就如同我先前的說明，從人體的運作機制來看，原本就**「不能限制飲食」**，也**「不能列出禁止的食品清單」、「不能從事劇烈運動」**。因為這會對「體內恆定」造成不良影響。

「食慾控制法」**只需要稍微調整食物的質與吃法**，就能幫助「體內恆定」發揮正常功能，不需要改變吃下去的量。

老實說，或許很多人會覺得驚訝「就這麼簡單？」但應該能夠親身體驗到傳統減肥法所沒有的，緩緩見效的感覺。

前面列出的成功者，原本也不是易瘦的體質。他們只不過是採用「遵循人體機制的正確減重法」罷了。

「現在」是你人生中最年輕的時候。無論是想要恢復過去的苗條身材，還是想要為了健康而減重，如果「現在」不開始行動，就會一輩子持續與易胖的體質打交道。

請你現在立刻開始「食慾控制法」，獲得再也不會發胖的身體吧！

【目次】

前言

序章　自然而然消除多餘食慾的「食慾控制法」

第1章

營養——只要營養均衡，不減少食量也不會胖

第2章 心理——吃想吃的食物，獲得內心滿足的人就不會胖

第3章 習慣——+1％的習慣，打造不復胖的體質

補章 腦——只要騙過大腦，不減少食量也不會胖

序章

自然而然消除多餘食慾的「食慾控制法」

人類原本不會發胖

大家聽到「體重照理來說應該不會增加」有什麼感覺呢？多數人應該都會提出否定的意見，覺得「怎麼可能」、「說老實話，我已經很努力了，卻還是變胖」。

不過就如同在「前言」中也介紹過的，人體實際上具備自動調節體重的身體機制。**這種當體內的狀況脫離正常範圍時，自動將其拉回正常的機制，就稱為「體內恆定（homeostasis）」。**

如果用血糖值來思考，就應該很好理解。喝了可樂之後，可樂裡的醣分被身體吸收，因此血糖值就會暫時上升。空腹時的血糖值約八十毫克／公合，而五百毫升的可樂含有約五十克的醣分*5。

通常每克的醣類，能夠讓一個健康者的血糖值上升一毫克／公合，因此喝下一罐可樂，血糖值就會上升到一百三十毫克／公合*6。不過血糖值高的狀態會造成血管的負擔，因此長時間維持一百三十毫克／公合的狀態會對身體造成傷害。於是體內立刻產生降低血糖值的反應，順利回到空腹時的八十毫克／公合[*7]。

除此之外，血壓與心跳應該也很容易想像吧？

面對人群報告時，心跳與血壓會因為緊張而上升。但心跳快、血壓高的狀態也會成為血管的負擔，因此報告結束後，過一段時間很快就會恢復原狀。高血壓會帶來腦中風的風險，這已經是日本高血壓學會與腦中風學會的共識[*8]。**像這種為了避免對身體造成危害的狀態所引起的反應，就是體內恒定。**

如果把體內恒定想成是冷氣的溫度設定就很好理解。舉例來說，假設利用冷氣將室溫設定為24℃。那麼當室溫上升到28℃的時候，冷氣就會自動吹出冷風調節，讓室溫回到24℃。反之亦然，當室溫降低到20℃時，冷氣就會停止送出冰絲絲涼的空氣。

冷氣設定的溫度以體內恒定來說，就像安靜時的血糖、血壓、心跳。對人體而言，最適當的數值以血糖來說是八十至一百毫克／公合，以血壓來說是收縮壓一百二十毫米水銀左右，以心跳來說是每分鐘六十至一百下。就如同冷氣被設定成最適當的溫度（用剛才的例子來說是24℃），體內的血糖、血壓、心跳等也被設定成最適當的值。

如果血糖、血壓、心跳因為用餐或運動而偏離這個值，身體就會判斷發生異常狀況，並且將其恢復成最適當的數值。

有個理論認為體內恆定機制也能發揮在體重上。這個理論就是定點理論（set point theory）。定點理論簡單來說，就是「人類會為了將體重保持在一定的值（定點）而自動調整」。換句話說，體內恆定機制也能對體重發揮作用。說得更簡單一點，**每個人都有自己最適當的體重（定點），如果快要偏離這個體重，身體就會自行調整，避免體重產生變化，**而定點理論認為人體具備這樣的機能。

如果你的定點是50 kg，因為吃太多而增加到52 kg，體內恆定機制就會發揮作用，讓體重自然而然回到50 kg。

其機制是這樣的。當體重增加時身體就會產生反應，使得食慾減退、代謝上升，避免體重繼續增加，並且讓體重恢復原狀。食慾一旦減退攝取的熱量就會變少，代謝上升消耗的熱量則會變多，所以就能瘦下來*4、9。

舉例來說，你是否也有過這樣的經驗呢？假設你在朋友的結婚午宴上吃得太飽，晚餐的飢餓感就會降低，讓你覺得「不吃晚餐好像也無所謂」。又或者晚上喝酒吃了太多，隔天早上不覺得餓也是同樣的道理。像這種吃太飽的時候，雖然很難察覺代謝的變化，但實際上體內的代謝增加，消耗的熱量也跟著提高。

英國營養學科學期刊《British Journal of Nutrition》刊登的研究指出，如果讓健康的成年男性攝取過多脂肪，一天消耗的能量將增加5.6～6.4％[*10]。

由此可知，在體重方面，也具備透過自動調整食慾與代謝，避免脫離正常值的體內恆定機制，而這就是定點理論。

傳統減肥法會復胖不足為奇

如同前面提到的，體內恆定機制在體重方面也會發揮作用，因此只要正常生活，體重就會維持在最適當的值。真要說起來，**「人體原本就不需要努力維持也不會發胖」**。因此會發胖並不是因為沒有努力瘦下來。

所有正在減肥的人都會異口同聲地說：「不努力就會變胖。」胖的人也幾乎都覺得自己因為沒有努力減肥才會發胖。但就定點理論的觀點來看，這些言論都是錯的。

根據定點理論，即使沒有努力節食與克制，只要體重開始增加，食慾就會變差，代謝也會提高，這麼一來體重就會被拉回適當的值。反過來說，過瘦也會發生同樣的現象，食慾增加、代謝下降，產生讓體重恢復成適當值的反應。

明尼蘇達大學曾進行過知名的「半飢餓實驗」。這個實驗以健康的成年男性為對象，最初的十二週給予正常飲食（三千兩百卡／天），接下來的二十四週（半年）將飲食量減少約一半，變成一千五百六十卡／天，讓這些男性處在半飢餓狀態，調查類似長期飢荒的半飢餓狀態對身心造成的影響。

實驗結果發現，體重雖然減少了約25％，但飢餓期間與飢餓期間結束後，對食物的慾望都增強，各實驗對象產生代謝變差的反應，他們的基礎代謝降低、體溫下降、呼吸及心跳數也減少了。此外，飢餓期間結束後，許多人都罹患了「過食症」這項精神疾病*11、12。

這是在長期間且有目的的情況下進行實驗所得到的結果，**而傳統減肥法所做的事情，可說是與半飢餓實驗相同。**

舉例來說，如果報名美體沙龍的減肥課程，就會接受一天攝取的熱量必須控制在一千兩百卡以內的減肥指導。儘管與接受明尼蘇達大學研究的人相比，日本女性需要的熱量較少，但依然是被迫處在半飢餓狀態。結果當然也一樣，就算暫時變瘦也會復胖。

這就是絕大多數的人減肥失敗的理由。**控制食慾與代謝的體內恆定，會特別厭惡「突然」且「巨大」的變化。**近年來因為一對一教練課的盛行，減肥就是在一、二個月的短時間內大幅變瘦成為風潮。然而，在短時間內大幅度減重勢必對體內平衡產生過大的刺激，引起超過正常體重的復胖。

雖然這只是經驗上的數字，但在不引起復胖的情況下，一個月能夠減掉的體重約只有1～3％，如果減掉超過5％，就代表過於勉強自己，復胖的可能性也一口氣提高。

實際上，也有許多研究提到，透過飲食限制與運動減重，長期來看都會失敗（復胖）*13。各位想必也看過雖然在減肥健身房減下大幅體重，但幾個月以後又復胖的藝人吧？

雖然離題了，但總而言之，人體具備自然而然維持適當體重的機制，因此即使不特地努力也不會變胖才是人體原本的狀態。

還是會變胖，原因在於「體內恆定」機能失調

人體在體重增加到正常值以上時，會為了恢復正常值而瘦下來，在體重減到正常值以下時，也會為了恢復正常值而控制食慾。言下之意就是人體即使不努力也不會發胖。

說到減肥，就有「不努力就瘦不下來」、「不努力就會變胖」的刻板想法，而且正在減肥的人確實多半都這麼想。**但考慮到身體的機制，人體不會那麼簡單就變瘦或變胖。**

「我不認為是這樣！我隨隨便便就胖了。」

或許會有人這麼想，**但這是因為體內恆定機制失調了**，你的身體在脫離正常範圍時，恢復正

常範圍的能力變差，體重才會增加。

舉例來說，以下這些狀況，就是因為調節體重的體內恆定機制沒有發揮作用所引起的：

・明明吃得很飽，卻還是吃了冰淇淋。

・每天早上都很想吃甜食。

・不吃到撐就無法滿足。

・不管怎麼吃，正餐之外總是想吃點什麼。

・拉麵如果不搭配餃子與炒飯就無法滿足。

由於調節體重的體內恆定機制沒有發揮作用，所以變得容易發胖。

反之，調節體重的體內恆定機制順利運作的人，則呈現以下的狀態：

・吃飽了就可以不用吃冰淇淋。

・偶爾會想吃甜食，但不會總是很想。

・不會飽到吃完飯後動不了。
・只要吃三餐，在餐與餐之間就不會總是嘴饞。
・單點拉麵就滿足了。

如果處在這樣的狀態，接下來只要配合飢餓的狀況攝取食物就不會變胖。就算不禁止自己吃麵包、蛋糕、炸物等，或不定期斷食、不為了控制熱量而忍耐著不吃，只要聽從身體的聲音進食就不會發胖。

所以先請各位理解，人體就像這樣，如果處在原本的狀態，即使不努力節食也不會變胖。

以前的日本人為什麼不努力就能瘦？

其實，以前的日本人就算沒有做什麼特別的努力，瘦的人也依然很多。根據「國民健康・營養調查」，男性（二十歲以上）的BMI為25（kg／m^2）以上的肥胖比例，在一九七六年大約只有15%，然而到了二〇一九年卻增加為約兩倍（33%）。

減肥在一九七六年沒有像今天這麼盛行，也幾乎沒有人進行計算熱量的減肥與低醣飲食等。即使如此，肥胖率依然遠低於減肥資訊滿天飛，多數人都在減肥的最近這幾年*14。

可以推測，**這是因為以前的日本人體內恆定機制正常運作，即使不限制熱量或醣類，依然能夠自然維持纖細身材。**

遺傳造成的先天性肥胖只占30%

你身邊應該有明明沒有刻意減肥，卻依然苗條的人吧？你是否以為這些人都是不容易胖的體質呢？當然也有體質不容易胖的人，但這不只是因為遺傳，也是因為環境。

在「前言」中也介紹過，根據理化研究所的研究結果，日本人的體重受基因影響的比例是30％。*2、15

此外還有「DOHaD假說」，這個假說認為，懷孕時的飲食與餵母乳時母體的營養狀態，會影響孩子未來容易肥胖的程度。因為母親的營養狀態會透過胎盤與母乳傳給胎兒或嬰兒，進而影響孩子成為易胖或易瘦體質。具體來說，如果懷孕期間採取限制碳水化合物的飲食，孩子九歲時的肥胖率就會提高。

理所當然地，童年的飲食習慣與生活節奏也會影響體重。大家應該可以想像，每天吃泡麵、甜點長大的孩子，會比飲食均衡的孩子更容易變胖。除此之外，在睡眠時間只有六小時的家庭中長大的孩子，也確實比確保十小時睡眠的孩子更容易發胖。

由此可知，天生容易發胖的人，只占整體日本人的三成左右，除此之外環境因素也會帶來很大的影響，其將導致調整體重的體內恆定機制失調，讓體質變得易胖。

反過來說，70％以上的人只要懂得調整環境因素，讓體重的體內恆定機制正常運作，就不會變胖了。

不睡覺的孩子會變胖

昭和大學的研究發現，孩子的肥胖程度大幅受到「吃飯速度」、「咀嚼次數」以及「睡眠時間」這三項因素影響。這項研究以小學四年級到國中一年級的學生為對象進行調查，發現了肥胖度高的孩子與不高的孩子之間的差異*16。

這項研究顯示，小學四年級的學生當中，回答「吃飯速度很快」的比例，肥胖組為33・5%，非肥胖組為16・3%，兩者之間出現顯著差異。至於回答「吃飯時會充分咀嚼」的比例，肥胖組為54・0%，非肥胖組為76・5%，至於「睡眠時間未滿九小時」的回答，則得到肥胖組34・9%，非肥胖組28・0%的結果。

換句話說，這項研究顯示，兒童時期會不會胖，受到「吃飯速度」、「咀嚼次數」以及「睡眠時間」這三項因素影響。這項研究證明了早睡覺、吃飯時花時間細嚼慢嚥的孩子不容易發胖。

附帶一提，在國中一年級學生的調查結果中，睡眠時間雖然沒有差異，但回答「吃飯速度很快」的比例，肥胖組為36．8％，非肥胖組為18．2％，回答「吃飯時會充分咀嚼」的比例，肥胖組為51．0％，非肥胖組為72．3％。

就如同「睡得飽的孩子長得快」已經廣為人知，「不睡覺的孩子會變胖」今後很可能也成為眾所皆知的肥胖常識。

「食慾控制法」是以定點理論為基礎的減重法

大家可以想像嗎？人類原本天生具備不發胖的身體機制。但如果這項調節體重的機能失靈，食慾就會變得不受控制，導致因為吃得太多而變胖。

而我所提倡的「食慾控制法」，就以能夠透過體內恆定機制說明的定點理論為基礎。當然我也知道定點理論還有許多爭議點。

不過就我的指導經驗來看，我覺得人類原本應該不會發胖的這個觀點，應該相當可靠。

我就是這個理論的典型，我沒有限制飲食，也不計算熱量，完全沒有為了瘦下來而從事任何運動，即使過著隨心所欲的生活也不會變胖。我的妻子也一樣。我們結婚以來有七年的時間，家裡就連體重計也沒有放，只是照常生活就維持著比標準稍瘦的體型。你身邊是否也有明明沒在減肥，卻維持著苗條身材的人呢？這些人會瘦不是因為體質，只不過是體內恆定機制確實發揮作用罷了。

換句話說，多數發胖、瘦不下來的人，都是因為體內恆定機制的作用失調，結果導致體重明明已經增加了，卻因為控制不了食慾而吃得太多、因為代謝無法提升而愈來愈胖。

「食慾控制法」是透過讓體內恆定機制恢復原本作用而變瘦的減重法。換句話說，不是獲得新的機能，而是讓人類與生俱來的「避免自己發胖的調節機能（體內恆定）」再度運作。

定點理論

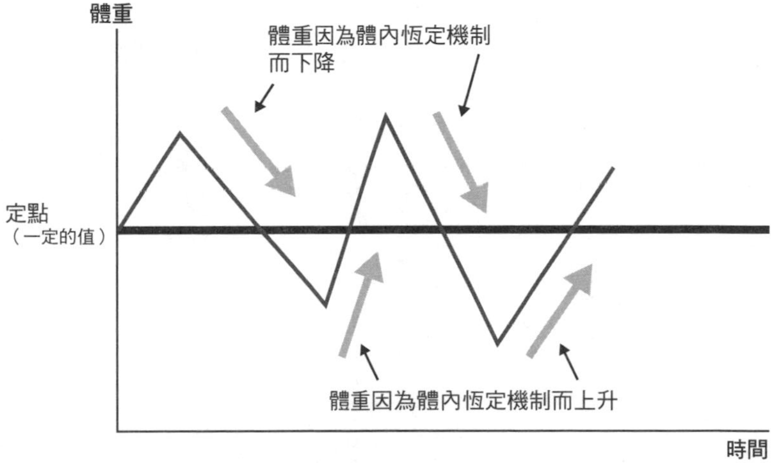

定點理論………人類的體重會為了保持一定的值（定點）而自動調節的理論。
體內恆定機制…避免食慾（體重）增加過多／減少過多而自動調節的機能。

掌管體內恆定的是「自律神經」與「荷爾蒙」

那麼，該怎麼做才能讓體內恆定機制正常運作，即使不努力也不會胖，換句話說就是能夠控制食慾的體質呢？關鍵就在於「自律神經」與「荷爾蒙」這兩項因素（參考P14圖）。

自律神經是一種神經，掌管內臟與血管等，屬於無法憑意識控制的身體組織。控制手腳活動的神經稱為「體幹神經」，自律神經與體幹神經不同，自己的意識無法控制。舉例來說，血壓很難有意識地降下來吧？這就是因為與調節血壓有關的不是體幹神經，而是自律神經。

至於荷爾蒙則是透過血液進入細胞，對細胞產生某種作用的物質。

各位聽過讓血糖值下降的「胰島素」這種荷爾蒙嗎？荷爾蒙對肌肉與脂肪產生作用，具有讓肌肉與脂肪吸收血液中醣類的功能。荷爾蒙也和自律神經一樣，無法憑自己的意識控制。

自律神經與荷爾蒙運用的雖然是兩種不同的手段，但**作用都是「感知體內外的變化」「將身體調整成最適合傳遞訊息的狀態」。**

冬天氣溫降低時，身體會為了避免體溫降低而製造熱量。感知到氣溫變低的訊息，並促進熱量產生的是自律神經。此外，長時間斷食會導致胃部的淨空，這麼一來飢餓素這種荷爾蒙就會對大腦傳達「已經很長一段時間沒有進食了，快去吃東西」的訊息，導致食慾增強。

像這種在體內狀態偏離基準值時，使其恢復正常範圍的體內恆定反應，就受到自律經與荷爾蒙這兩項因素控制。

只要自律神經與荷爾蒙正常，就能隨心所欲控制「食慾」

如同前述，體內恆定機制能夠對體重發揮作用，在體重脫離正常範圍時，使其恢復原狀。而體內恆定機制由自律神經與荷爾蒙調節，**自律神經與荷爾蒙能夠在無意識當中，將偏離的身體數值恢復正常**。因此，只要體內恆定機制正常運作，就能在無意識當中打造不變胖的體質。

接著再稍微深入思考體重與體內恆定機制的關係性。直接控制體重的是**攝取的熱量**與**消耗的熱量**。當攝取的熱量大於消耗的熱量，體內多餘的熱量就會變成脂肪堆積，因此就會變胖。反之，當攝取的熱量小於消耗的熱量，不足的熱量就會分解體內的脂肪來彌補，因此就會變瘦。一般的減肥方法就是透過飲食限制與運動，改變攝取的熱量與消耗的熱量，藉此讓身體瘦下來。

不過這個方法並不實際。因為熱量是由無法憑意識控制的自律神經與荷爾蒙掌管。

舉例來說，如果抑制食慾的「瘦體素」這種荷爾蒙在體內增加，食慾就會下降，攝取的熱量就會減少。此外，當自律神經中讓身體亢奮的「交感神經」運作時，也會抑制腸胃活動，導致食慾下滑，降低攝取的熱量。

由此可知，食慾是由自律神經與荷爾蒙控制的。

一般認為，攝取的熱量與消耗的熱量只要努力控制就能調整。尤其是那些過去為了瘦下來、避免變胖而努力限制飲食的人，想必很多都是麼想。不過各位看了前面的說明，應該可以理解實際上並非如此。

食慾由自律神經與荷爾蒙掌管，但自律神經與荷爾蒙並不是憑著忍耐之類的意志力就能控制。

反過來說，只要自律神經與荷爾蒙能夠正常運作，控制食慾就易如反掌。而調整自律神經與荷爾蒙，不需努力就能控制食慾的方法，就是「食慾控制法」。

各位或許會覺得「我才不相信不努力就能控制食慾」。追蹤我的社群頁面、或是接受我指導的人最初也是同樣的反應。不過，多數人隨著時間經過，都能實際感受到「真的不努力食量就能變少，體重也跟著減輕」。

如果因為食慾而煩惱，不妨就當作被我騙一次，嘗試看看「食慾控制法」吧！

調整自律神經與荷爾蒙的三個方法

那麼具體來說，該怎麼做才能調整自律神經與荷爾蒙呢？在此再一次整理食慾與代謝、自律神經與荷爾蒙的關係。

體重是攝取的熱量（食慾）與消耗的熱量（代謝）的結果。而食慾與代謝由自律神經及荷爾蒙控制。所以我才會說必須調整自律神經與荷爾蒙，但是該怎麼做呢？

在網路上搜尋，就會看到「只要吃〇〇就能讓自律神經恢復正常」「只要做××就能平衡荷爾蒙」等等，但請把這些都當成只從片面理解自律神經與荷爾蒙的資訊。如果只要做某件事就能調整好自律神經與荷爾蒙，那就誰也不會這麼辛苦了。

想要調整自律神經與荷爾蒙，最重要的是思考「為什麼自律神經與荷爾蒙會失調？」自律神經與荷爾蒙原本應該正常運作，為我們控制食慾。我們必須找出妨礙其正常運作的原因。**自律神經與荷爾蒙會失調，是基本生活習慣不良造成的。**雖然遺傳或疾病等也會使其失去平衡，但除此之外的原因就在於日常生活。當生活出現某種不良的變化，就會破壞自律神經與荷爾蒙的平衡。

因此，為了調整自律神經與荷爾蒙，使其恢復控制食慾的功能，必須思考你的哪個生活環節是打亂自律神經與荷爾蒙的原因，並且將其修正。

而影響每個人自律神經與荷爾蒙的生活環節，主要包含**「營養」**、**「心理」**、**「習慣」**這三個面向。

（1）營養——只要營養均衡，不減少食量也不會胖

營養對於自律神經與荷爾蒙的調整非常重要。只要攝取營養均衡的食物，自律神經與荷爾蒙就會達到平衡，食慾也會穩定，吃的量自然就會減少。反之，如果營養不均衡，也會破壞自律神經與荷爾蒙的平衡，這麼一來不管再怎麼努力想要減少餐點的量，都還是會吃太多。

其中，**低醣飲食就是典型營養不均衡的錯誤飲食法，會破壞自律神經的平衡。**低醣飲食限制以白飯、麵包等主食為首的碳水化合物攝取量，並因為不管再怎麼吃都能瘦下來而受到歡迎，但就食慾控制的角度來看，可說是一種錯誤的飲食法。

如果因為低醣飲食而不吃飯，身體就無法從食物中攝取醣類，必須在體內製造血糖。畢竟如果血糖值下降（變成低血糖），身體就會因為能量不足而無法活動。

人體具備製造醣類的「糖質新生」作用，這是一種以蛋白質及脂肪為原料，在肝臟製造醣類的機制，作為體內主要能量來源的醣類不足時，就會為了解決這個問題而啟動。

舉例來說，如果為了避免變胖而完全不吃飯，幫助身體活動的醣類（能量來源）就會不足（血糖值降低），因此就會發生糖質新生的反應，以維持住血糖值。

低醣飲食會促使身體為了維持血糖值而發生超過必要的糖質新生。其實糖質新生也與自律神經有關，如果因為低醣飲食而總是處在發生糖質新生的狀態，自律神經就會失調。

糖質新生是在無法取得食物的狀態下引起的反應。無法取得食物的時候，身體就會為了想辦法尋找食物而振奮，將血糖質提升。這時候自律神經中的「交感神經」就會緊張。交感神經是讓身體亢奮的神經，具有促進糖質新生、提高血糖值的作用。

大家應該可以想像，肚子太餓的時候會睡不著吧？這是因為交感神經處在緊張的狀態，試圖透過提升血糖值、靠著糖質新生彌補無法從食物中取得的熱量。

如果因為低醣飲食導致糖質新生像這樣過度作用，交感神經就會強化運作，使得自律神經的平衡瓦解。

除此之外，如果是女性，「鐵質不足」也是荷爾蒙失調的原因。

有一種名為「血清素」的荷爾蒙，與食慾及心情有關。血清素是在大腦及腸道製造的荷爾蒙，具有穩定心情與食慾的作用。大家熟知的疾病當中，憂鬱症就被認為是與血清素不足有關。因為如果血清素變少，心情就會變差，讓人處在憂鬱的狀態。因此治療憂鬱症使用的藥物，就具有增加血清素的效果。

如果血清素不足，就會導致心情低落、食慾增強，讓人容易吃得太多，而製造血清素需要鐵質。血清素的原料是被稱為「色胺酸」的蛋白質，而鐵質對於從色胺酸變成血清素的過程而言是必須的營養素。

女性因為有月經，體內容易缺乏鐵質。如果不靠著飲食與營養補充品有意識地攝取，鐵質不足的可能性就會很高。鐵質不足就無法順利製造血清素，於是荷爾蒙就會失調。

舉例來說，女性有一種困擾稱為「經前症候群（PMS）」，會導致生理期前食慾增加、焦慮加劇。經前症候群與鐵質不足有關，就經驗來看，很多人透過補充鐵質讓生理期前的食慾穩定下來。如果不靠營養補充品，而是靠著攝取肝臟補充，似乎更容易改善生理期前的身體狀況。

除此之外，以下這些營養素也會影響自律神經與荷爾蒙，進而大幅左右食慾：

- 蛋白質
- 維生素B
- 鎂

當然，其他營養素也會影響自律神經與荷爾蒙。但是剛才提到的糖質、鐵質、蛋白質、維生素B、鎂都是會對自律神經與荷爾蒙平衡帶來大幅影響的營養素，因此必須注意。

營養素就像這樣，會對自律神經與荷爾蒙帶來嚴重影響。

・食用肝臟能夠有效改善生理期前的食慾暴增

很多女性都因為生理期前食慾暴增而吃得太多，而食慾暴增是ＰＭＳ的其中一種症狀。就我經驗來看，生理期前的食慾暴增極可能與缺乏鐵質有關。

實際上，很多生理期前食慾旺盛的人，在開始食用肝臟之後食慾都能得到控制。我過去指導過的學員當中，也有好幾個人因為食用肝臟，而大幅降低生理期前的食慾。雖然這只是我的想法，但我認為這是因為肝臟補足了缺乏的鐵質，改善荷爾蒙平衡，使得食慾因此穩定下來。

在生理期之前，前面提到的「血清素」的分泌會變差。隨著女性荷爾蒙「雌激素」在生理期前減少，血清素也會跟著變少*17。血清素具有穩定心情與食慾的效果。因此生理期前的焦慮與食慾暴增，被認為與血清素的不足有關。

如同前述，鐵質是製造血清素不可或缺的營養素，因此在生理期前食用肝臟補充鐵質，或許就能增加血清素，幫助食慾穩定。

雖然這終究只是我的猜測，但無論如何，希望大家知道，肝臟或許有可能幫助抑制生理期前過於旺盛的食慾。

•維生素與礦物質很重要嗎？

說到營養素，很多人都在意維生素與礦物質。在營養素當中，「碳水化合物」、「蛋白質」、「脂質」是基本的三大營養素，再加上維生素與礦物質，就合稱為五大營養素。

舉例來說，白飯與麵包等含有碳水化合物、魚肉蛋等含有蛋白質、油類則含有豐富的脂質。蔬菜、水果含有大量維生素，肝臟等內臟則含有豐富的礦物質。近年來隨著健康意識提升，愈來愈多人意識到維生素與礦物質的重要性。

維生素與礦物質具有幫助身體機能順利運作的作用。無論是製造荷爾蒙、分解脂肪、將醣類轉換成能量等，身體中發生的所有反應都與維生素與礦物質有關。如果維生素與礦物質不足，這些反應都會停滯，造成荷爾蒙失去平衡、脂肪難以分解、醣類無法作為能量使用等問題。

容易疲倦的女性很多，這多半是受到缺乏鐵質這種礦物質的影響。鐵質是從脂肪與醣類製造能量時必要的營養素。從食物與累積在體內的脂肪產生活動身體的能量時，就需要鐵質。

有月經的女性因為鐵質在定期出血時與血液一起排出，因此具有容易缺鐵的傾向。如果體內鐵質不足，即使攝取作為能量來源的脂肪與醣類，也無法轉換成能量，因此就會因為能量不足而容易疲勞。

除此之外，就如同前面的說明，據說憂鬱症也與維生素及礦物質的不足有關*18。因為需要維生素及礦物質，才能生成幫助精神機能穩定的血清素。

由此可知，維生素與礦物質是身體不可或缺的營養素，但不能忘記的是，這兩種營養素「需要有三大營養素才能發揮作用」。主角依然是碳水化合物、蛋白質、脂質，維生素與礦物質終究只是扮演輔助的角色。

製造能量需要維生素與礦物質，但理所當然地，如果沒有作為能量來源的碳水化合物與脂質，依然無法產生能量。至於荷爾蒙也一樣，必須要有作為原料的脂質與蛋白質才能製造。

維生素與礦物質難免較受到重視，但如果為了瘦下來而限制飲食，導致三大營養素不足，維生素與礦物質也無法發揮效果。

・因為營養平衡變化導致肥胖人數激增的國家「東加」

各位聽過「東加王國」嗎？這是一個由浮在南太平洋的一百七十多座島嶼（其中三十六座島有人居住）組成的國家，也是因為飲食習慣、飲食生活改變而導致肥胖率激增的國家之一。根據世界衛生組織（WHO）調查，二〇一四年東加人的平均體重，竟然無論男女都超過95kg。而更驚人的是，過去四十年來，當地人的平均體重增加了多達約20kg。

據說飲食習慣與飲食生活的改變，是肥胖率急遽上升的原因。東加的傳統飲食包括芋薯類（芋頭、山藥、木薯、番薯）、海鮮類、椰子（椰奶、椰子汁）、蕉類、麵包樹果實、芋頭葉和一種名為「pele」的植物等蔬菜類。然而罐頭牛肉與午餐肉等高熱量加工食品，隨著都市化逐漸滲透到一般家庭的餐桌上，於是肥胖率開始急遽增加*19。

這可說是一個很容易理解的例子，說明了傳統飲食能夠均衡提供身體所需的營養素，但隨著近代化的發展，營養失去均衡，食慾變得失去控制，導致人們變胖。

（2）心理——吃想吃的食物，獲得內心滿足的人就不會胖

精神面的穩定對於調整自律神經與荷爾蒙也很重要。**只要精神穩定，自律神經與荷爾蒙就能取得平衡，食慾也會獲得控制，變得容易瘦下來。反之，如果精神崩潰，自律神經與荷爾蒙的平衡就會變差，於是就會吃得太多。**

當人類承受壓力時，自律神經與荷爾蒙就會為了抵抗壓力而產生反應。壓力刺激交感神經，使身體變得緊繃，同時也會製造抵抗壓力的荷爾蒙「皮質醇」。自律神經的這些反應將使得血壓、心跳與血糖值上升，腸胃功能變差。不過，皮質醇會增強食慾，因此可能導致吃得太多。

有些人會因為壓力而吃不下，也有人會因為壓力而暴食，這是因為壓力有抑制食慾也有加強食慾的作用。尤其平常因為減肥而限制飲食的人，如果承受壓力，更容易出現因為食慾增加而吃得太多的傾向。

• 吃太多麥當勞的機制

各位是否有過這樣的經驗呢？那些大家都說「吃了會變胖」的食物，反而總是會覺得想吃。

譬如蛋糕、炸物、麵包等總被介紹為容易發胖的食物。很多人都有愈是知道這些食物「吃了會變胖」就愈想吃的煩惱。

其實心理學已經用「矛盾反彈理論（Ironic process theory）」說明了這個現象。這是在一九九四年提出的關於精神控制的理論，用來指那種愈是被說不能做、愈是被禁止，愈容易忍不住去想的現象。

這個理論在心理學的領域也經常使用，而較為有名的是「北極熊實驗」[*20]。這項實驗將實驗對象分成兩組，一組沒有被交代任何事情，另一組則被交代「絕對不能去想北極熊」，結果後者反而更容易去想。

因為必須抑制某件事情時，這個抑制的對象更需要經常浮現在腦海裡。譬如抑制的對象是北極熊，就必須將北極熊放在心上。結果反而滿腦子都是被交代不能去想的對象。

減肥也會發生完全相同的現象。

舉例來說，麥當勞總是被介紹成容易發胖的垃圾食物，因此對減肥的人而言，麥當勞就是「不能去吃的東西」。這麼一來，麥當勞就像北極熊一樣支配整個大腦，想吃麥當勞的慾望反而愈來愈強。

其他食物也會發生相同的現象，譬如蛋糕、麵包、甜點、炸物等被介紹為減肥中必須避免的食品，但這些都成為很多人在減肥時心想，如果瘦下來的話想去吃的東西，換句話說，矛盾反彈理論正在運作。

於是，就在食慾因為禁止而增強的時候，如果又承受了其他壓力，被壓抑的食慾就會爆發，導致吃得太多。從這個理論也能知道，禁止在減肥時吃某些特定食物可說是錯誤的減肥方法。

・減肥必須零壓力才正確

如果聽到有個零壓力的減肥方法，各位會怎麼想呢？恐怕多數人都會覺得「怎麼可能」。如果不採取限制飲食、運動等有壓力又必須努力的方法，就無法瘦下來已經成為減肥的常識。然而實際上，零壓力減肥的效果更好。

尤其現代人本來就有容易累積壓力的傾向。如同前面提到的，累積壓力會破壞自律神經與荷爾蒙的平衡，導致食慾增加。如果除了日常壓力之外，還有減肥造成的壓力，那麼食慾就會變得更旺盛。

於是刻意限制某某東西不能吃的飲食壓力，就會帶來和北極熊實驗相同的現象，導致食慾更加增強。

由此可知，壓力會影響自律神經與荷爾蒙的平衡，導致控制食慾的能力變差。這點也證明了零壓力才是正確減肥方法。

•食慾控制法就是個零壓力又能瘦的方法

「食慾控制法」基本上沒有壓力。因為這方法顛覆了思維，扭轉「不承受壓力就瘦不下來」、「不努力就無法變瘦」的錯誤想法，同時提出「去除不必要的壓力才是減肥」的新概念。

實際上，90％以上實踐「食慾控制法」的人，壓力都大幅減輕了。此外也因為看待事物的方式改變，使得日常的壓力跟著減少，生活變得更輕鬆。甚至連家庭關係、職場的人際關係、與親戚的往來等過去曾是壓力來源的事物，也在減肥的過程當中逐漸感受不到壓力。

當然，日常生活中的壓力不會歸零，畢竟適度的壓力對身體而言仍是必要的。

只不過我希望各位知道，不要採取飲食限制與辛苦的運動等，那些會讓你對減肥本身感到壓力的方法，才更容易瘦下來。

（3）習慣——＋1％的習慣，打造不復胖的體質

影響自律神經與荷爾蒙的最後一項因素是習慣。這裡所說的習慣指的是**睡眠、飲食、生活節奏與運動**等。睡眠不足、生活不規律、缺乏運動等會擾亂自律神經與荷爾蒙，導致因為食慾增強而吃得太多。

各位記得我在前面提到，關於孩子與肥胖的研究嗎？這是昭和大學以小學四年級到國中一年級的學生為對象的研究，針對肥胖組與非肥胖組的生活習慣差異進行比較。這項研究的結果顯示，小學四年級的肥胖組與非肥胖組相比，具有睡眠時間較短的傾向。

睡眠不足會破壞與食慾有關的荷爾蒙的平衡。具體來說就是抑制食慾的荷爾蒙瘦體素減少，增強食慾的荷爾蒙飢餓素增加。實際上，哥倫比亞大學的研究顯示，相較於平均睡眠時間七小時的人，四小時以下的人變胖的機率高了73％，五小時的人高了50％，六小時的人高了23％[*21]。換句話說，前面提到的關於孩子的研究，換作是成人也適用。

經驗也告訴我，很多人都因為睡眠不足導致食慾紊亂而瘦不下來。這些人只要增加一小時的睡眠時間，就能穩定食慾，順利變得愈來愈瘦。

此外，前面提到的昭和大學的研究，也說明了吃飯速度與孩子肥胖程度的關係。而在成人身上，也做出了吃飯速度愈快的人，ＢＭＩ（身體質量指數Body Mass Index）愈高的研究結果*22。這項研究以在健檢中心接受檢查的六千八百二十六人為對象，調查關於生活習慣的詢問事項與測量到的ＢＭＩ之間的相關性，結果回答「吃飯速度比別人快」的人，無論男女ＢＭＩ都較高。

吃飯速度快，腸胃中製造的讓人獲得飽足感的荷爾蒙就會減少。此外如果吃飯速度快，吃飽飯時的血糖值也無法充分上升，導致無法獲得滿足感，餐後忍不住吃下更多東西。

由此可知，飲食習慣也是對荷爾蒙產生作用，導致食慾紊亂的原因。

• 雖然不運動也能瘦……

就如同前面反覆強調的，基本上不運動也能瘦。因為就算不運動，只要食慾受到控制，就不會有熱量超標的問題。但即使如此，運動還是能夠讓自律神經與荷爾蒙取得平衡，也更容易瘦下來。

舉例來說，**有氧運動具有放鬆身體、調整自律神經的效果。**因為從事有氧運動時，能夠製造大量血清素（前面也多次提到）。如同前述，血清素具有穩定精神與食慾的作用，對於減肥也有幫助。

除此之外，運動時全身血液循環也會變好，因此從事有氧運動能夠放鬆身心，改善自律神經平衡。

至於**伸展運動也和有氧運動一樣，能夠帶來放鬆身心的效果。**而肌力訓練則能夠促進生長激素的分泌、提高代謝，因此如果有餘裕也最好進行。

由此可知，運動能夠帶來好處是無庸置疑。但必須注意的是，如果為了變瘦而試圖透過劇烈運動消耗熱量，或是明明睡眠不足還想要勉強自己運動，將會造成反效果。因此運動時請抱持著「這是為了放鬆身心」的想法進行，睡眠不足與疲勞的時候切勿勉強自己。

・自律神經能加以鍛鍊

到此為止介紹了調整自律神經的方法，但其實自律神經除了調整之外，鍛鍊也很重要。請想像在交感神經與副交感神經取得平衡之後，也同時增強兩者的力量。

當自律神經變得強壯，就不會動不動因為壓力而身心俱疲。你的周圍是否也有那種「總是精神飽滿又樂觀，即使發生了討厭的事情，也只要一天就能轉換心情的人」呢？請想像這種人就是自律神經強壯的人。

只要自律神經強壯，即使多少承受一點可能導致自律神經失調的壓力，也完全不會受到影響。就如同只要透過肌力訓練鍛鍊身體，即使拿重物也不會肌肉痠痛一樣。

如果想要鍛鍊自律神經，透過有氧運動培養體力相當重要。只要體力好，呼吸與心跳不容易紊亂，就代表自律神經變得強壯。

由此可知，只要在調整好自律神經後加以鍛鍊，再加上食慾也不輕易失控，就能打造不容易發胖的身體。

第1章

營養——只要營養均衡，不減少食量也不會胖

1 想瘦就吃一碗飯

「配菜剩下來沒關係，但是飯要吃完。」

這是母親在我小時候對我說的話。不知道為什麼，聽到吃飯就讓我想起這句話。我也有兩個孩子，當他們吃不完的時候，我也同樣告訴他們要先吃飯。多虧了這句話，富永家的兒子、女兒，即使吃得多也依然苗條有精神。

近年來因為流行低醣飲食，我覺得主張「飯不吃也無所謂，但是配菜要吃完」的人愈來愈多了。我想這是因為醣類會讓人發胖，血糖值上升也有害健康，因此才呼籲大家減少碳水化合物的攝取。但從食慾控制法的角度來看，我母親所說的「配菜剩下來沒關係，但是飯要吃完」才是正確的做法。

我在進行減肥指導的時候，常有人問我「飯該吃多少才好呢？」我的回答都是「不考慮公克數也無所謂，總之請每餐吃一碗飯」。

成人的一碗飯大約是一百五十克。既然是成人，每餐至少該吃到這個量。**很多人都以為吃飯會胖，但沒有這回事，嚴格說起來，飯的熱量低、飽足感高，稱得上是適合減肥的食材。**反之，魚類或肉類等作為蛋白質來源的食材，滿足感雖低，熱量卻很高，反而是不適合減肥的食材。

因為低醣飲食的流行，以及私人教練在社群媒體上的推廣，大家對於蛋白質重要性的認知逐漸擴大，因此減肥業界掀起了重視蛋白質的風潮。蛋白質確實也很重要，但如果想瘦的話，以飯為主的飲食才是正解。

2 用糙米做生蛋拌飯

各位想必已經理解吃飯的好處超乎想像。在這裡為了更加提高減肥的效果，不要只吃單純的白米飯，而是改吃「糙米飯」，如果再用糙米做成生蛋拌飯，更是最強的減肥餐。

白米與糙米的差異在於營養素。白米是去除米糠後的精製米。米糠含有豐富的維生素、礦物質與膳食纖維，因此糙米的營養成分比白米豐富。具體來說，**糙米的膳食纖維約為白米的六倍、維生素E約為十四倍、維生素B_6約為四倍、菸鹼酸約為五倍、鎂約為五倍、鈣約為二倍、葉酸約為二倍**[*23]。

即使只看以上數據，應該也能理解糙米的營養有多麼豐富。

有一項研究以十名平均年齡三十八・八歲的男女為對象，讓同一個人在不同的日子分別吃七十克的白米與七十克的糙米，針對血糖值進行比較。研究報告顯示，與吃白米的日子相比，吃糙米的日子的血糖值上升狀況明顯較平緩。而同一項實驗也發現，吃糙米的日子胰島素也明顯變低*[24]。由此可以推測，**糙米豐富的膳食纖維具有抑制血糖值的效果。**

除此之外，根據我請學員與朋友測量血糖值的經驗，將飯拌入生蛋製成「生蛋拌飯」，更容易抑制血糖值的上升。關於這點雖然有論文否定*[25]，但也有報告發現，在用餐前十五分鐘，或是在吃飯時同時攝取半熟蛋，具有抑制血糖值的效果*[26]。據考察，蛋含有的蛋白質與脂質，具有促進分泌抑制血糖值的荷爾蒙「腸促胰液素」的作用。

由此可知，吃糙米飯而非白米飯，而且做成生蛋拌飯，能夠防止血糖值過度上升。

血糖值過度上升，就會分泌過多促進脂肪累積的胰島素。換句話說，血糖值愈是過度上升，愈有可能容易發胖。尤其相較於健康者每一克的糖只會讓血糖值上升一毫克／公合，糖尿病或可能罹患糖尿病的人，每一克的糖能夠讓血糖值上升三毫克／公合*[27]。如果利用糙米與蛋的組合防止血糖質過度上升，他們就很有可能更容易瘦下來。

當然，我們也不能期待他們像健康的人一樣，血糖值愈低愈容易變瘦。如果飯後的血糖值只有稱得上一般的一百四十毫克／公合左右，就很難將血糖值當成變胖的原因。不過如果像糖尿病患者一樣，血糖值達到二百毫克／公合以上等，過度上升的情況，那麼抑制血糖值就很有可能對變瘦的容易程度帶來影響。

不過，糙米含有膳食纖維等豐富的營養素，蛋能夠補充飯所缺乏的蛋白質，因此用糙米做成生蛋拌飯可說是最佳減肥食物也不為過。

3 20：20：60的黃金比例

說到關於食物營養的話題，我想各位或許聽過**「PFC平衡飲食法」**。P是蛋白質（protein），F是脂質（fat），C是碳水化合物（carbohydrate），PFC就來自這三個字的字首，指的是三大營養素的平衡。營養素當中，具備熱量的只有蛋白質、脂質、碳水化合物這三種。至於膳食纖維、維生素、礦物質本身則不具備熱量（正確來說，也有一些具備熱量的膳食纖維）。

PFC平衡指的是「提供總熱量的三大營養素的比例」。用一個非常簡單的方式來說，就是白飯（碳水化合物）與肉類等配菜（蛋白質、與脂質）的比例。

日本厚生勞動省的飲食攝取標準建議，「P：F：C＝13～20：20～30：50～60」。這個平衡設定在不會因為各個營養素過量或不足而發生問題的範圍。蛋白質不足將招致「惡性營養不良

（kwashiorkor）」，換句話說就是飢餓狀態，引起毛髮、牙齒、肌膚等的問題。脂質不足則會造成便秘、月經失調、皮膚粗糙等，至於碳水化合物不足或過量，則會引起甲狀腺功能低下、無力感等身體不適的狀態。

因此三大營養素的比例，不要低於各個營養素建議數值的下限，才是健康的減肥。

此外，**如果想要變瘦，可以降低每公克熱量較高的脂質的比例，提高碳水化合物與蛋白質的吸收**。這麼一來，即使吃一定程度的量也能抑制熱量攝取。再者，三大營養素當中，脂質最容易變成脂肪，因此降低脂質的攝取對於減肥非常重要。

因為低醣飲食的流行，很多人以為碳水化合物是變胖的原因，實際上變胖是因為脂質過多。

舉例來說，某項研究顯示，飲食中的動物性脂肪（飽和脂肪酸）比例愈高，消耗的熱量則變得愈少*28。這是使用大鼠進行的研究，其結果發現，飽和脂肪酸攝取的比例愈高，愈容易導致自律神經的作用變差，降低消耗的熱量。

此外，某項調查脂肪累積量的研究顯示，總是在用餐時多吃一點的狀況下，碳水化合物的過量攝取在轉換成脂肪時有上限，但過量攝取的脂質則會全部轉換成體脂肪。

從這項研究也可以知道，**如果想要變瘦，將脂質的攝取量維持在最低標準，提高碳水化合物與蛋白質的攝取量才是正確做法**。實際指導時也一樣，只要增加碳水化合物的比例，當食慾穩定之後，減少點心等多於熱量的攝取，就能順利地逐漸瘦下來。採用這種黃金比例飲食法，能夠以適量的食物滿足食慾，促進自律神經的運作，因此也能提高代謝。**而最適當的PFC比例，就是「P：F：C＝13～20：20：60」**。

4 配菜的份量約一個手掌

各位聽到「P：F：C＝20：20：60」，是否會浮現出「這樣到底是多少」的疑惑呢？至少以我來說，如果有人建議我採取PFC均衡飲食法，我會完全沒有概念。

雖然也有很多建議計算熱量的減肥法，但我所提倡的「食慾控制法」完全不需要計算熱量。減肥的當事人不用說，就連身為指導者的我，事實上也不計算熱量。即使如此，還是有方法能夠攝取接近減肥最適當的營養比例的飲食。

這個方法是「**手測營養法**」。因為手掌大小與體格成比例，而這就是利用手掌大小來考量攝取的量，藉此調整營養比例的方法。舉例來說，魚、肉、大豆製品等蛋白質來源，一天必須吃到四個手掌才能滿足必要的量。

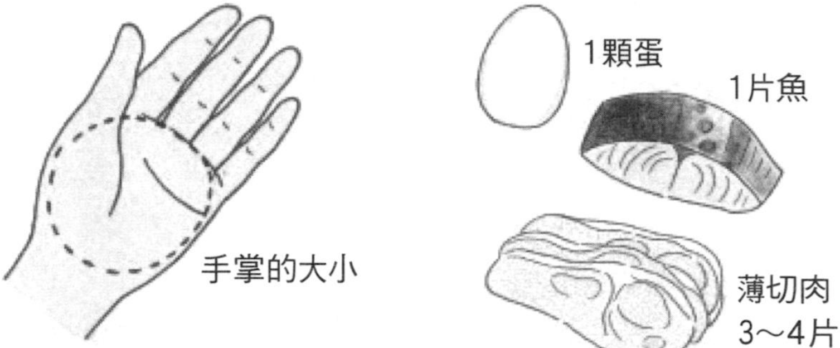

或許有人會覺得「用手掌大小來判斷不會太籠統嗎？」但現在已經知道，只要有意識地練習只用手掌測量，就能接近實測值[*29]。雖然說是黃金比例，但不代表非得正確執行才會瘦，只要「以碳水化合物為主，減少脂質的攝取」就不會有問題，因此手測營養法對於在減肥時取得均衡營養非常有效。

具體來說就是一碗飯，搭配魚與肉等主菜大約一至一・五個手掌，以此為基礎，有餘裕再加上湯品、副菜等，就會接近黃金比例。

我想試過就會知道，應該有很多人覺得一餐的魚與肉約一至一・五個手掌很少，但實際上，「主菜約一至一・五個手掌」的量，是確保蛋白質並減少脂質攝取的最佳平衡。

5 正確攝取蛋白質飲品的方法

「想瘦就喝蛋白質飲品。」

各位是否也聽過這句話呢？現在健身蔚為流行，健身教練在社群媒體上也具有影響力，蛋白質的重要性逐漸普及。

- 不攝取蛋白質會減少肌肉量
- 蛋白質不足會過食
- 蛋白質太少會復胖

許多資訊都顯示蛋白質不足對減肥的危害。

很多人都根據這些資訊，認為「如果想瘦最好喝蛋白質飲品」，並且在日常生活中飲用。近年來或許配合這樣的風潮，販賣蛋白飲的企業也愈來愈多。

蛋白質確實很重要，蛋白質不足很難瘦下來也是事實。但這不代表蛋白質飲品是必須的。**蛋白質飲品終究只是輔助角色，基本上只要在餐點中攝取蛋白質，就沒有喝蛋白質飲品的必要。**

其中也有人為了攝取蛋白質，而積極地吃蛋白能量棒。但各位必須知道，無論是蛋白飲還是蛋白能量棒，都具有熱量。舉例來說，一根蛋白能量棒的熱量約二百大卡，這個熱量作為點心剛剛好。但就算是蛋白質，吃太多有熱量的食物依然會發胖。

喝蛋白質飲品而變瘦的，只有無論如何都無法透過正餐攝取蛋白質的人。譬如「因為太忙了，從早上到現在只吃了香鬆飯糰」，或是「從早上到現在什麼都沒吃」的人，這些人如果好好運用蛋白質飲品，就能調整營養比例，變得更容易瘦下來。

此外，也有不少女性沒辦法吃太多魚與肉等蛋白質來源，她們也可以透過飲品補充蛋白質，幫助營養均衡。

由此可知，日常飲食中容易缺乏蛋白質的人，喝蛋白質飲品確實較容易變瘦，但如果蛋白質已經足夠，這類飲品將成為多餘的熱量，說不定反而成為變胖的原因。

6 想吃麵包就選擇貝果

我家附近有一家講究食材的貝果專賣店，這家店的生意非常好，如果不一開門就去買，很快就會賣完。我自己喜歡貝果有咬勁的口感，孩子們也很喜歡，因此貝果經常成為我們週末的午餐。貝果的吃法因人而異，我不搭配任何東西，品嘗食材的原味，孩子們則夾著生菜與蛋等配料吃。各種麵包當中，貝果在富永家也擁有絕對的人氣。

事實上，我在成為減肥指導者之後，才知道貝果是最適合減肥的食物。

想必有很多減肥的人，對於麵包都有「會胖」、「瘦不下來」的印象。因為無麩質飲食的流行，「麩質會刺激食慾」、「麵粉是減肥的大敵」等認知逐漸普及。的確，麵包的脂質多、水分少，滿足感雖低，熱量卻很高。而且搭配的往往是培根或香腸等脂質多的加工肉，要說容易變胖確實也沒錯。

但如果考慮到吃法與搭配的食物，吃麵包減肥並非難事。各位只要冷靜思考就會知道，有人每天吃麵包依然苗條，也有人完全不吃麵包卻很胖。換句話說，麵包只是影響會不會胖的其中一項因素，「吃麵包就瘦不下來」是錯誤的認知。

麵包的缺點是脂質，而在麵包當中，脂質含量最低的就是貝果。**貝果相較於吐司等，在製造過程中完全不使用油脂、牛奶、蛋等脂肪成分，因此脂質只有吐司的一半。**具體來說一百克的吐司含有約三克的脂質，貝果則只有一．五克，而且貝果絕佳的口感吃起來有咬勁，也具有份量感，因此滿足感很高。

而**麵包的另一項缺點是膳食纖維較低，但貝果的膳食纖維含量很豐富，並含有大量的鐵質、鈣質、鎂等礦物質。換句話說，貝果的脂肪雖低，滿足感卻高，就連營養素都很豐富。**

如果在貝果當中，夾入蛋、生菜、番茄等天然食材一起享用品嘗，就能補充膳食纖維與蛋白質，如果再配上蔬菜湯，更能提升飽足感，這樣吃不僅不會變胖，甚至還是兼具滿足感與均衡營養的完美一餐。

由此可知，雖然麵包一般給人會變胖的印象，但只要花點心思，還是能夠變成減肥餐點。

7 吃拉麵也能瘦的方法

說到我居住的熊本，最有名的就是加入焦香大蒜料理的豚骨拉麵了。而我的故鄉在長崎，使用魚類熬湯的飛魚高湯拉麵在當地最受歡迎。雖然好像背叛故鄉似的讓我不太好意思，但我個人比較喜歡豚骨拉麵。熊本的焦香大蒜固然不錯，不過我最喜歡也最常吃的還是博多拉麵。博多拉麵也是以豚骨高湯為基底。

但很多減肥中的人都會避開拉麵不是嗎？畢竟拉麵就是碳水化合物（麵）＋脂質（湯），熱量非常高，高人氣的「家系」拉麵，一碗的熱量就超過八百大卡。倘若一餐八百大卡，單純吃三餐就有兩千四百大卡。要是再搭配餃子或炒飯，一餐隨隨便便就超過一千大卡。聽到這裡，就會覺得減肥的人害怕吃拉麵也無可厚非。不過，如果是我提倡的「食慾控制法」，吃拉麵依然能夠瘦下來。

拉麵的熱量的確很高，平常不經意地吃很容易變胖。**但熱量高代表能為身體補充許多能量，因此對於能夠控制食慾的人而言，其他餐吃少少的就夠了。**所謂能夠控制食慾指的是如果午餐吃高熱量的拉麵，晚餐時肚子就不會餓，稍微吃一點東西就能滿足。

只要能夠像這樣自然調整，即使吃拉麵也不會胖。舉例來說，根據判斷，日本成年女性一天需要的熱量約為一千七百大卡[*30]。假設午餐吃拉麵，就攝取了一天需要總量的一半。如果早餐吃了四百大卡，還剩下五百大卡。這時要是還想吃蛋糕之類的點心，就會因為一天攝取的熱量超標而變胖。但只要食慾得到控制，女性即使午餐吃拉麵也不會胖。

假設如同前述，一天攝取的熱量為一千七百大卡，早餐吃了四百大卡，午餐吃了八百大卡的拉麵，身體就會判斷「上午、中午已經獲得相當多的熱量，晚上隨便吃點東西就夠了」，因此食慾就會下降。就算晚餐吃得和平常一樣多，導致熱量超標，隔天也會透過肚子不餓來調整。因此只要食慾得到控制，身體自然做出調整，就算吃了拉麵也不會因為熱量超標而發胖。

不過這時的重點就在於感受肚子餓的程度。如果吃了拉麵之後也沒有特別的感受，依然照常吃其他東西，熱量就會超標，因此請在晚餐之前感受一下「我現在肚子會餓嗎？」

此外，吃拉麵的時候有三點注意事項。第一點是「膳食纖維少」。**膳食纖維是提高對餐點的滿足感的一項重要因素，膳食纖維愈多滿足感愈高，愈少則愈低。**拉麵因為膳食纖維少，容易降低滿足感，因此吃拉麵的時候，盡量多加一點蔬菜當配料。蔬菜不管加多少熱量都有限，因此不必在意。**其中如果加的是木耳，還能補充膳食纖維中特別容易缺乏的「水溶性膳食纖維」。因此吃拉麵的時候，盡量多加點蔬菜吧！**

第二點是「如果搭配套餐，熱量就會一口氣增加」。拉麵的經典吃法是搭配餃子與炒飯的套餐，光吃拉麵熱量就很高了，如果再吃餃子與炒飯，熱量就會更高。就算身體能夠自然調整食慾好了，如果平常就吃拉麵搭配炒飯，會變胖也是理所當然。所以吃拉麵的時候請單點，或是點小份拉麵加小份炒飯的套餐。

第三點是「味覺疲勞」。拉麵的口味很重，是容易導致味覺疲勞的食物。各位有沒有過吃完拉麵後，明明已經很飽了，還是想吃甜食的經驗呢？這是人類味覺的特性，吃了重鹹的食物後，就會想吃甜食。但如果吃完拉麵後再吃蛋糕，就會和點炒飯套餐一樣吃得太多。所以為了防止因為味覺疲勞而吃得過量，請在吃完拉麵之後，以藍莓之類的新鮮水果清清口腔。

用水果清口之後，就能使味覺復原，不需要再吃多餘的甜食。如果在吃完拉麵之後想吃甜食，請務必試著用水果去掉餘味。

8　一開始先吃白飯

「如果想瘦，一開始請先吃蔬菜。」

這句話是否已經成為減肥族群之間的常識了呢？就算是沒有在減肥的我，也有一段時期會在下意識中先吃蔬菜。這句話所依據的理論是，先吃蔬菜再吃飯，飯（碳水化合物）的吸收速度會因為蔬菜而變慢，抑制血糖值的上升，因此就容易瘦下來。只要血糖值不上升，促進脂肪累積的「胰島素」分泌就會變少，這麼一來就容易變瘦。

先吃蔬菜確實能夠抑制血糖值的上升。舉例來說，長崎女子短期大學以健康者為對象進行的研究發現，吃飯時依照白飯↓沙拉↓主菜的順序。飯後三十分鐘的血糖值為一三二・三毫克／公合，但如果依照沙拉↓主菜↓白飯的順序，飯後三十分鐘的血糖值則是一一五毫克／公合[*31]。換句話說，只不過改變用餐順序，就能讓血糖值的上升減少十五毫克／公合以上。如果血糖值上升得愈少，就愈容易變瘦，那麼就可以留意用餐順序，先從蔬菜開始吃起。然而實際上，現況並非如此。

根據我的經驗，減肥中的人反而是先吃飯更容易瘦。因為先吃飯能夠提高餐後的滿足感，就不會想要吃多餘的點心。

血糖值對於餐後的滿足感有很大的影響。血糖值如果上升，身體就會判斷「營養獲得滿足」而降低食慾，因此血糖值上升到一定程度能讓飯後的滿足感變高，不需要吃多餘的點心，整體攝取的熱量就能降低。實際上，我在社群網站上發表「先吃飯能夠提高滿足感，減少餐後點心的攝取」後，許多實踐這個方法的人都紛紛回饋：「先吃飯的滿足感截然不同」、「改變用餐順序後，吃的量減少，人也瘦下來了」等等。由此可知，我們必須重新看待血糖值上升得愈少愈好的理論。

因為糖尿病而導致血糖值容易上升的人，我想先吃蔬菜可以有效控制，能夠避免血糖上升到異常值，使其接近正常範圍。

舉例來說，大阪府立大學以第二型糖尿病患者為對象進行的研究發現，先攝取蔬菜與先攝取米飯相比，三十分鐘後的血糖值從217±40毫克／公合，變成173±31毫克／公合，減少了四十五毫克／公合[*27]。如果飯後三十分鐘的血糖值超過兩百毫克／公合，不僅會對血管造成負擔，也會因為身體分泌大量胰島素而變胖，因此如果是這種情況，用餐順序也會對減肥產生效果。

但請各位回想剛才介紹的長崎女子短期大學的研究。這個研究以沒有糖尿病的健康大學女生為對象，先吃飯的人飯後三分鐘的血糖值是132．3毫克／公合。

日本糖尿病學會定義，飯後二小時的血糖值超過一百四十毫克／公合為糖尿病前期，超過兩百毫克／公合就有糖尿病的疑慮[*32]。長崎女子短期大學的研究，採用的是飯後三十分鐘，血糖最高時的值，先吃白米的組別飯後二小時的血糖值為109．8±15．2毫克／公合，換句話說，即使先吃白米，血糖值依然控制在正常範圍。

此外，依照時間順序（餐後三十分鐘、六十分鐘、一百二十分鐘）排列，先吃白飯的組別的血糖值分別是132．3±7．5毫克／公合、129．8±20．8毫克／公合、109．8±15．2毫克／公合，至於先吃蔬菜，最後才吃白飯的組別，血糖值則分別是115±7·7毫克／公合、116±8毫克／公合、124．8±8．5毫克／公合[*31]。考慮到血糖值會影響滿足感，且一餐所需的時間約二十分鐘，**先吃白飯可說是餐後滿足感較高的用餐順序**。當然，最高值依然在正常值的範圍內。如果先吃蔬菜，反而會因為吃飽時的血糖值沒有上升，無法獲得滿足感，導致飯後想吃多餘的甜點。

由此可知，先吃蔬菜避免血糖值上升的方法，對於糖尿病患者或許有效。但對於正常人的減肥是否有效則不一定，因此必須注意。尤其如果擔心飯後得不到滿足感而嘴饞，建議試著先從白飯開始吃起。

9 讓血糖值來幫助你

就如同前面所說的，血糖值與食慾有關，對減肥成敗的影響很大。如果想要瘦下來，讓血糖值成為助力就變得很重要。

然而近年或許因為低醣飲食流行的關係，我覺得絕大多數的書籍與資訊，對於「控制血糖值」的說明都是「盡量避免血糖值上升」。抑制血糖值的異常上升，對於減肥確實很重要，**但控制血糖值的本質，並不是「上升得愈少愈瘦」，而是「穩定維持在最適當的值」。**

所謂穩定維持在最適當的值簡單來說，就是「不要過度上升，也不要過度下降」。**減肥時總是只意識到血糖值的上限，但其實血糖值過度下降才是對食慾造成問題的因素。**

《基於科學根據的糖尿病診療指引　改訂第二版》提到，血糖值若低於六十毫克／公合，就必須診斷為低血糖，並依此採取對策*33。低血糖顧名思義，就是血糖值降到過低的狀態。若血糖值降到五十五毫克／公合以下，就會出現流汗、顫抖、心悸、噁心、不安感、熱感、空腹感、頭痛、倦怠感等症狀；若低於五十毫克／公合，則會想睡、無力、頭暈、疲勞、專注力低落、視線模糊、定向力低落、不安、憂鬱、變得具攻擊性、心情不佳、與周圍不協調；若低於三十毫克／公合，將會出現意識障礙。

血糖值是身體能量的指標。血糖值低，代表生存所需的能量來源不足。大家往往只將血糖值上升的高血糖視為問題，然而對身體而言，低血糖比高血糖更加危險。《基於科學根據的糖尿病診療指引　改訂第二版》中也提到「低血糖的程度高且時間持續，將會導致昏睡，若低血糖昏睡持續五小時以上，即使血糖恢復也會出現各種後遺症，嚴重的情況將會變成植物人，甚至可能致死」。換句話說，低血糖攸關性命，已經不是胖不胖的問題。

事實上，低血糖也經常是造成減肥時食慾紊亂的原因。

指引中提到，當血糖低於六十毫克／公合時，在診斷上就屬於低血糖，且必須採取對策，但實際上很多人在血糖低於八十毫克／公合時，就會出現宛如低血糖前兆般的症狀。我自己也好幾次使用「Freestyle Libre」這款二十四小時測量血糖值的儀器測血糖，結果發現當血糖值降到七十毫克／公合左右時，就會出現輕微的無力感與專注力低落等症狀。

而實際上，人在血糖值約七十毫克／公合這樣的輕微低血糖狀態下，食慾會增強。就如同本書多次強調，血糖值是身體能量來源的指標，因此血糖值低落，對身體來說就是能量來源不足的危險狀態，因此身體會判斷必須盡快補充能夠成為能量來源的食物。於是食慾就會增強，引起進食的行為。

而且從低血糖的狀態開始吃東西，也會因為心情煩躁而吃得特別猛，導致得不到滿足感而吃太多。尤其上午與傍晚更是血糖值容易降低，易於變成低血糖的時段。

你是否有過不吃早餐就去公司，結果在午飯前心情煩躁、頭痛、引發無力感，即使吃午餐也無法滿足的經驗呢？如果有這樣的經驗，很有可能就是低血糖。

如果跟醫生說你低血糖，他可能只會想像前述低於六十毫克／公合的生病狀態。但實際上，即使是健康的人，也有不少會頻繁發生血糖降到六十至七十毫克／公合左右的輕度低血糖狀態，而這樣的狀態將會導致食慾紊亂。

由此可知，不只高血糖，低血糖也應該被視為問題處理，並控制在正常範圍內，這才是血糖控制的本質，而血糖也會對食慾控制與減肥帶來影響。

10 只要體內恆定發揮功能，八分飽也能獲得滿足感

「真希望減肥也能吃飽！」

你是否曾經這麼想過呢？如果你明明愛吃東西，卻為了減肥而必須限制，應該有過這樣的想法。而彷彿像是在刺激這些減肥者的慾望似的，市面上出版了許多以「吃到撐也能瘦下來」、「吃飽也會瘦」為標題的書籍。

但遺憾的是，吃到飽無論對減肥還是對健康都不好。

專業期刊《Nature Communications》在二〇一四年刊登的論文中發現，飼養對於熱量攝取毫無限制的猴子，以及將攝取的熱量減少三成的猴子二十五年，結果減少熱量攝取的猴子壽命明顯

較長[34]。實際上，同樣的實驗也以線蟲、蒼蠅、魚、小鼠等各種實驗動物為對象進行，做出的結果都相同。

同樣的實驗應該不可能以人類為對象進行吧？不過就我的經驗來看，吃到飽的人與吃八分飽就停下來的人相比，後者也多半較容易瘦也較有精神。不過，八分飽吃的量較少，會瘦也是理所當然。然而當我說到這個話題時，經常有人表示「我不知道八分飽是什麼感覺」、「雖然想吃八分飽就停，但還是忍不住繼續吃」。

事實上，減肥的人多半不是「不知道，也沒有意識到什麼是八分飽」，而是「就算想做也很難做到」。

八分飽的感覺就是「雖然還能吃，但已經飽了」、「吃完之後不會不舒服，立刻就能活動」，這種感覺應該很好理解。老實說，如果每餐都只吃到這種八分飽的感覺就停下來，人就不會變胖了。就如同本書的序章也提到，人類天生就具備不會輕易變胖的機制（體內恆定）。

那麼為什麼還是會胖呢？**因為體內恆定沒有順利發揮作用，八分飽的感覺變得遲鈍，一不小心就會吃太多。**換句話說，就是食慾控制的功能失調。

關於食慾控制的方法，將透過這整本書來說明。在此希望大家先了解兩件事：「吃八分飽就不會胖」、「如果食慾控制的功能失調，就很難吃到八分飽」。

說到減肥，計算熱量以避免變胖才是正統的方法不是嗎？但實際上，只要控制食慾，找回人體原本的功能，即使不計算熱量，只是有意識地吃到八分飽，也能維持適當的體重。其中也有一些人雖然食慾沒有失調，卻只是因為「吃飯時間到了」「食物出現在眼前」就毫無所覺地進食。這些人只要在吃之前與吃到一半時，先問問自己的身體「真的肚子餓了嗎？」、「已經滿足了嗎？」覺察自己腸胃的狀態，就能瘦下來。

八分飽太過理所當然，幾乎所有的人都會忽視，但我希望大家知道，這其實是讓人體原本不會發胖的機能恢復運作的最佳飲食法。

11 睡前1茶匙的蜂蜜就能瘦

我想各位都聽過「睡得飽的孩子長得快」。這句諺語的意思是，睡眠時間長的孩子能夠順利成長。實際上，許多研究都提到孩子的睡眠對健康的影響*35、36。

孩子最好多睡一點，我想不管誰聽到這句話都贊成。但如果我說**「睡得飽的大人就能瘦」**，各位又會怎麼想呢？事實上，研究已經發現大人的睡眠將影響肥胖*37。

許多論文都做出這樣的結論：「睡眠時間愈短，食慾愈旺盛，愈容易吃太多。」睡眠時間短容易變胖已經是不爭的事實，「睡得飽的大人就能瘦」這句話，可說是已經得到證明也不為過。

不過，雖然沒有進行這樣的研究，但就現狀來看，影響肥胖的不只睡眠時間，還有睡眠品質。

這也是我的經驗，即使睡眠時間充足，已經睡了七～八個小時，但是如果晚上沒睡好、白天想睡覺，食慾依然容易失調，也比較難變瘦。這可以推測是因為睡得很淺，狀態就和睡眠時間短一樣。

尤其是會半夜醒來、多夢，或是有磨牙、大清早就肩頸僵硬等症狀的人，極有可能睡眠品質不好。**推測造成這些症狀的原因是血糖值在睡著時下降（夜間低血糖）。**人體通常具備血糖值在睡著時不會下降的機制，但如果白天壓力大、晚餐因為低醣飲食導致醣分不足等，睡著的時候就會變成低血糖。

一旦變成低血糖，體內就會製造「皮質醇」這種幫助血糖上升的荷爾蒙。皮質醇能對肝臟產生作用以維持血糖。這是非常重要的反應，能夠幫助身體擺脫低血糖的危機。但皮質醇不只能夠提高血糖值，也能使全身亢奮，因此會半夜醒來或磨牙，導致睡眠品質下降。

「睡前吃一茶匙的蜂蜜」能夠有效預防夜間低血糖。

蜂蜜能讓血糖值緩慢上升，具有幫助血糖值長時間穩定的作用。推測這是因為蜂蜜中含有均衡的葡萄糖與果糖，所以能維持血糖值的穩定。當我這麼說的時候，也常會有人問「睡前吃蜂蜜不會胖嗎？」但請各位想一想，一茶匙的蜂蜜只有五克的醣類，換算成熱量也只有二十大卡。各位覺得吃這麼一點熱量會胖嗎？當然也有人認為，二十大卡累積起來還是會胖的。但如果在蜂蜜的幫助下提升睡眠品質，幫助食慾穩定，減少的熱量攝取遠遠高於二十大卡。

半夜會醒來、會磨牙、以為自己睡飽了但白天還是想睡覺，如果你有這些症狀，不妨試著在睡前吃一茶匙的蜂蜜看看。

12 最佳減重食品「藍莓」

你對於水果有什麼樣的印象呢？因為低醣飲食流行，想必有不少人都覺得「水果裡的果糖會讓人發胖」。但實際上並非如此，請將水果當成最佳減肥食品。

第一，**水果每公克的熱量相當低**。舉例來說，每一百公克的雞肉有二百大卡以上的熱量，但水果中的草莓每一百公克的熱量只有三十大卡。這是因為水果的脂肪少，而且含有豐富的水分。脂肪每公克的熱量高，而水分雖然有重量卻沒有熱量。因此大量攝取脂肪少、水分多的水果，熱量也不會超標。

除此之外，**水果含有大量日本人身體容易缺乏的維生素。**維生素不足會導致荷爾蒙失調，擾亂食慾與代謝。而水果就能補充這些維生素。

吃太多水果當然還是會胖，但實際上，水果攝取量滿足必要量的人很少，就現況來看，積極攝取水果更容易變瘦。

其中藍莓更是熱量低、維生素C含量特別高的水果，推薦在減肥時攝取。維生素C能夠舒緩壓力，具有防止因為壓力而暴食的效果。在壓力過高的現代社會，就算正在減肥，如何舒緩壓力依然非常重要。而藍莓對於舒緩壓力就很有效。

此外，超市與便利商店等賣場都會販賣冷凍藍莓，輕鬆就能購買，家裡也能隨時準備。這也是我推薦藍莓的其中一項理由。

如果不討厭藍莓，不妨把藍莓當成一份正餐或點心，積極地攝取吧！

13 減肥和酒的種類無關？

「乾杯就要用啤酒。」

最近這句話似乎已經不再是理所當然，還是只有我這麼覺得呢？或許因為近年來低醣飲食盛行，我覺得在自己的周遭，第一杯就點高球調酒的人突然變多了。各位是否也實際聽過「喝啤酒會長出啤酒肚」、「燒酎與威士忌之類的蒸餾酒不含醣類，所以不會變胖」之類的說法呢？

關於酒的種類的減肥理論，以「酒本身不是問題，含有大量醣類的酒才會讓人變胖」為主流。酒類根據製作方式，分成啤酒與日本酒等釀造酒，以及將釀造酒蒸餾製成的燒酎、威士忌、琴酒等蒸餾酒。釀造酒含有醣類，蒸餾酒則幾乎不含醣類，因此根據把醣類當成發胖原因的低醣飲食理論，喝蒸餾酒就不會變胖。

但實際上，發胖的原因不只醣類，喝酒的人也分成會胖與不胖的。**喝酒會不會發胖，就要看「有沒有喝太多？」、「有沒有因為喝酒而吃太多？」這兩點了**。

酒如果喝得太多，會為了分解酒精而對肝臟造成負擔。這點應該可以想像。**肝臟是所有代謝的中心**。無論是碳水化合物、蛋白質還是脂質，為了讓吃下去的食物能被人體使用，肝臟必須確實運作。如果肝臟不處理，即使吃下食物，也無法當成身體能夠運用的養分，結果將導致能量不足、吃得太多、身體的代謝不良。

除此之外，體內沒有食物的時間，也會為了維持血糖值而努力運作。無論是分解吃飯時累積的醣類（肝醣）將其使用於血糖，還是從蛋白質與脂質製造醣類以維持血糖值（糖質新生），都與肝臟有關。

喝太多酒會導致肝功能變差，無法維持血糖值而變成低血糖。結果將導致自律神經與荷爾蒙失調，造成食慾紊亂，並且吃得太多。

你是否有過在喝太多酒的隔天，覺得「肚子裡好像有食物，卻還是想吃點什麼」的經驗，因為尿急而醒來」、「睡眠呼吸中止症惡化」等現象，對睡眠造成不利的影響。因為酒精具有利尿與肌肉鬆弛的作用[*38]。

酒精會抑制防止過度排尿的荷爾蒙，因此上廁所的次數會變多，導致睡到一半就會醒來。此外，如果喉嚨周圍的肌肉因為酒精而鬆弛，就會使得氣管變窄，變成無呼吸的狀態。因此含氧量降低、睡眠變淺。就如同我反覆強調的，睡眠問題會導致自律神經與荷爾蒙失調，造成食慾與代謝的紊亂。

由此可知，酒精對減肥的影響與其說與酒的種類有關，還不如說是因為酒精攝取過量導致代謝低下、食慾紊亂，造成吃得太多。因此不管是喝啤酒還是喝燒酎，只要不喝太多都不會有問題，但如果喝太多就很有可能會變胖。

14 喝啤酒前先吃飯糰

很多人喝酒時候會為了避免變胖而不吃飯，也有人不吃飯是因為酒與白飯的口味十分不搭。老實說，我也不會想在喝酒的時候吃飯。但是就減肥的角度來看，喝酒的時候更是要吃飯才容易變瘦。

就如同我在前面也提過的，如果喝了酒，肝臟就會為了分解酒精而運作，因此血糖值容易下降。低血糖將使得自律神經與荷爾蒙失調，導致食慾失控而吃得太多。這就是酒精會讓人發胖的其中一項機制。

「喝了酒就要來碗收尾的拉麵」、「不不，我會用甜點收尾」很多人都會這麼說吧？之所以會發生這樣的現象，就是酒精造成的低血糖。**喝酒導致血糖值下降的結果，就是身體渴望醣類，**

於是就會想吃拉麵、甜點等含有豐富醣類的食物。

為了避免吃得太多，喝酒的時候更是最好攝取碳水化合物。只要用碳水化合物補給醣類，就能預防喝酒造成的低血糖，也不會想要吃拉麵之類的收尾。不過就如同前述，碳水化合物通常不太適合配酒，因此可以挪到喝酒前先吃。

由此可知，為了預防酒精造成的低血糖以及避免讓自己吃得過量，在喝酒之前先吃飯糰才是正確的減肥法。

15 吃宵夜後請做這件事

你有沒有被說過「吃飽就睡會變成豬」呢？我想這句話改編自「吃飽就睡會變成牛」的諺語，意思是「吃飽就睡會變胖」。也有論文指出，上午吃的量比下午多，比較有可能瘦下來*39。

但實際上有方法讓你吃宵夜也不會變胖。那就是「**感受飢餓的程度**」。吃宵夜之所以會胖，是因為攝取的總熱量增加。**晚上大腦疲倦，如果吃飯時配酒，會因為酒精的影響而造成食慾紊亂，導致吃得過量**。當然，用餐前先放鬆一下，消除大腦的疲勞，或是不要喝酒也能防止吃得過量。但即使如此，吃宵夜還是很有可能吃太多。

為了避免因為吃宵夜而變胖，請聽從身體在隔天的自然調整。通常如果吃得太多會產生多餘的能量，隔天就會因為荷爾蒙影響而不覺得飢餓，這麼一來吃的量自然會減少。換句話說，吃太多的部分身體會自動調整。即使前一天吃得太多，只要隔天吃的量減少，總熱量就不會超標，因此不會變胖。

各位或許聽過「宵夜容易變成脂肪」，但事實上「無論是宵夜還是早餐，吃太多就會變胖，不吃太多就不會變胖，只不過晚上容易吃太多罷了」，而就算宵夜吃太多，只要在隔天進行調整，也不會因此而變胖。

所以如果吃了宵夜，隔天就不能吃得像平常一樣多，請配合肚子的飢餓狀態進食。

16 一天喝1.5公升的礦泉水

打開社群網站或網路，就能看到許多「水一天要喝兩公升以上」的資訊。的確，水是所有細胞活動的必要物質，尤其女性更有缺乏水份攝取的傾向，因此有意識地喝水對於減肥也很重要。不過老實說，一天喝兩公升或三公升實在太多了。

人體必需透過飲水補充的必要水量，一天約為一・五公升[*40]。一天的水分排泄量約〇・五公升。食物能夠補充一公升的水分，而在代謝食物的過程中會製造〇・三公升的水分（代謝水），因此不足的一・三公升必須透過喝水補給。

水分攝取不足，就會陷入脫水狀態，使得細胞無法正常活動。換句話說就是代謝變差。此外口渴的感覺容易與食慾搞混，也可能其實只是想喝水，卻吃下過多的食物導致熱量超標。換言之，不喝水也會導致代謝與食慾失調。反過來說，喝太多水也會成為問題，造成身體因為無法處理水分而水腫，導致體重增加。

因此攝取必要的水分就變得很重要，最適當的量是一・五公升。

所以如果想瘦，建議一天喝一・五公升的礦泉水。

17 低醣飲食會胖

各位聽到「低醣飲食是會發胖的飲食法」，有什麼感想呢？恐怕大多數的人都覺得「不太可能吧」。不過很遺憾，這句話並沒有說錯。實不相瞞，已經有好幾百名因為低醣飲食而發胖的人前來找我諮詢。

執行低醣飲食後，累積在體內的醣類（肝醣）會減少，因此一～二個禮拜就能減掉兩～三公斤。此外也因為不再吃主食，攝取的總熱量變低，所以幾個月後體重就變得更輕了。換句話說，低醣飲食能夠減少體重是事實。**不過就現況來看，這樣的體重減少只是暫時性的，最後還是會因為復胖而變得比原本更重。**

如果因為低醣飲食而不吃碳水化合物，血糖值就容易下降。當然，身體具備不攝取醣類也能維持血糖值的機制（糖質新生），因此能夠維持最低限度的血糖值。然而這個維持血糖值的機制與自律神經有關，過度使用將導致自律神經失調。

此外，醣類是身體的主要能量來源。**無論再怎麼透過脂肪補充熱量，只要醣類不足，身體依然會做出缺乏能量的判斷。一旦陷入能量不足的狀態，與代謝有關的甲狀腺荷爾蒙就會減少，使身體進入節能狀態。再者，能量不足也會招致食慾旺盛，導致吃得太多。**代謝下降又吃太多的結果就是復胖。

而且，喜愛甜食的人如果因為低醣飲食而禁止自己吃甜食，對於甜食的慾望就會增強，結果反而會吃下過多的甜食。這個現象用心理學的話來說就是**「心理抗拒（Psychological Reactance）」**。心理抗拒指的是一種在禁止某項事物時，對這項事物的慾望反而增強的現象。所以執行低醣飲食的時候，不能吃醣類的想法，反而會增強對醣類的慾望。

由此可知，低醣飲食雖然可以暫時減輕體重，但最後還是會發胖。

18 肚子鼓鼓的原因是這個

各位聽到飢餓狀態的孩童的肚子，可以想像是什麼樣的景象嗎？那就是手腳纖細，只有肚子鼓起來的樣子。不少減肥的人，也和因為營養失調而肚子鼓鼓的孩子一樣，有著「體重雖輕，卻只有肚子凸出來」的煩惱。至於肚子鼓鼓的原因則因人而異。

舉例來說，如果處在飢餓狀態，就會因為營養不良而只有肚子凸出來。此外也有人因為姿勢不良，導致腹部凸出。不過在這當中，某項大家以為有助於減肥而每天攝取的食物，卻可能成為肚子鼓鼓的原因。

這項導致肚子凸出的食品就是「納豆」。納豆簡單就能吃，也因為是發酵食品，有助於改善腸道環境，再加上熱量不高，因此是受歡迎的減肥食品。實際上，接受我飲食指導的人當中，也有不少人每天早上吃納豆。不過遺憾的是，也有很多人因為納豆的關係而導致肚子凸出來。**事實上，大豆製品與發酵食品，正是導致腸內氣體異常增加的組合。**當然，只要不吃過量就沒關係，也有人就算吃納豆也完全不會有問題。

因為大豆製品與發酵食品而導致氣體產生的症狀稱為**「SIBO（小腸菌叢過度增生）」**[*41、42]。SIBO的診斷相當困難，我不是醫生也無法進行診斷。但我覺得很多人就如SIBO形容的一樣，因為攝取大豆產品與發酵食品而導致氣體產生，使得肚子鼓起來、氣體累積在腸道裡，並且造成便秘。實際上很多人在減少納豆的攝取後，就解決了肚子鼓鼓的問題。當我在社群媒體上貼出關於SIBO的資訊，很多人都留言或私訊告訴我「我不再吃納豆之後，肚子就變得清爽了」。

我的意思不是不能吃納豆，但如果有每天吃納豆的習慣，卻因為肚子鼓鼓而煩惱，請務必減少納豆的攝取量並確認是否出現變化。

19 麵包配熱狗是最糟糕的組合

我記得小時候出去玩的飯店早餐有吃到飽的麵包、熱狗、培根，讓我非常興奮。我的孩子如果去吃早餐吃到飽，也會很開心地在盤子上裝上麵包與熱狗。我想對孩子來說，麵包搭配熱狗的組合，應該是令人愉快的早餐之一吧？但遺憾的是，這個組合正可說是發胖的原因。因為麵包搭配熱狗不僅滿足感低、熱量高，而且還容易刺激食慾，因此很容易導致熱量超標。

首先，麵包所含的脂質比白飯還多。每一百克的白飯只含有〇・三克的脂質，幾乎接近零，但每一百克的麵包卻含有約三克的脂質。此外，熱狗等加工肉品所含的脂質也超乎想像。一根熱狗約二十克，但這一根裡面就含有約五克的脂質。以成年女性為例，如果一天攝取的總熱量為一千七百大卡，其中脂質占20％，一餐最適當的脂質量就約為十克。如果吃一片吐司加上二根香腸，脂質量就是十三克，光是這樣就超過了一餐的適當攝取量。

此外麵包與白飯不同，水分含量較少，因此不僅滿足感低也不耐餓，很快就會想吃東西。再加上熱狗等加工肉品的口味重，容易因為味覺疲勞而導致食慾紊亂。

基於這些理由，麵包搭配熱狗可說是容易變胖的早餐組合。**如果吃麵包，建議避開熱狗，改為搭配蛋、沙拉或蔬菜湯等，不僅可以減少熱量，也能提高滿足感。**每天早上都吃麵包的人，務必從明天就開始留意搭配的食物。

第2章

心理——吃想吃的食物，獲得內心滿足的人就不會胖

20 蛋糕請在晚餐的3～5小時前吃

「又吃蛋糕又想變瘦，應該很難吧？」

大約三年前，我在IG收到這樣的留言。各位看到這句話，是否覺得「這是當然……」呢？正在減肥的人，應該會這麼想。但我卻認為「就算每天吃大概也沒問題」。

於是我開始進行實驗，每天除了三餐之外再吃一塊蛋糕，就這樣過一個月，看看體重有沒有增加，結果完全沒有。這段時間酒照常喝，也沒有特別增加運動量，但即使每天吃一塊蛋糕也完全不會胖。各位或許會覺得這是因為我比較特別，但只要知道不會變胖的吃法，就能每天吃蛋糕也不至於發胖。

吃蛋糕等這類高熱量食物也不發胖的訣竅，就是不增加總攝取的熱量。就算每天吃蛋糕，只要總熱量不增加也不會發胖。這時各位應該會產生一個疑問：「換句話說，必須調整三餐內容來抵銷蛋糕的熱量嗎？」沒錯，但並非刻意調整，而是花點心思讓身體自然調整。

通常只要吃了蛋糕，到下一餐的時候肚子就不會餓。舉例來說，一塊蛋糕大約三百五十大卡，如果下午茶吃了一塊草莓蛋糕，晚餐或隔天的早餐就不會餓，因此就能少吃三百五十大卡的熱量。

想必也會有人說「不不，我不是這種人。我就算吃了蛋糕，晚餐也能照常吃」。這是因為吃蛋糕與晚餐的時間點有問題。

舉例來說，如果蛋糕在下午一點等較早的時段吃，而晚餐時間是晚上八點，中間隔的時間較長，那麼晚餐時肚子會餓也是理所當然。所以重點在於，把蛋糕當成點心吃的時間，最好在下午三點等接近晚餐的時候，或是把晚餐提早到晚上六點等較早的時段。太晚吃晚餐的其中一項缺點，就是即使上一餐吃太多，也因為時間隔得太久，身體無法自然調整而造成熱量超標。**因此「在接近晚餐時間吃蛋糕」或是「提早吃晚餐」，就是吃蛋糕也不會發胖的重點。**

此外，明明吃了蛋糕肚子不餓，卻因為晚餐已經準備好了所以還是照常吃也是問題。通常如果點心吃了蛋糕，晚餐時就因為已經攝取了熱量而不容易餓。如果不去留意這個感覺，什麼都沒多想就照常吃，等於無視身體發出的「不需要再多吃」的訊號（體內恆定）。

由此可知，如果想在減肥時吃蛋糕，在吃了蛋糕後的那一餐或是隔天吃飯時，請特別留意肚子的飢餓狀況。只要在吃飯前問自己「我真的餓了嗎？」身體就能自然調整蛋糕吃下去的份量，這麼一來就不會發胖了。

21「燒肉吃到飽」也吃不胖的精髓

繼蛋糕之後，最常收到的就是關於燒肉之類「吃到飽」的諮詢了。譬如「我明天要去吃燒肉吃到飽，該怎麼辦才好呢？」或是「我要去吃蛋糕吃到飽，有沒有什麼方法讓我不會變胖呢？」我的社群媒體帳號，幾乎每個周末都會收到關於這類諮詢的私訊。

我就直截了當說了，即使去吃吃到飽也不會變胖。如果因為這樣而變胖，有問題的不是吃到飽，而是你自己的吃法。說老實話，不會變胖的人，就算每天去吃吃到飽也不會胖。像我就有即使每天都吃吃到飽也不會發胖的自信，因為我熟知不會因為吃到飽而發胖的吃法。

首先，請停止在去吃吃到飽之前調整用餐的量，譬如「晚餐要去吃燒肉吃到飽，所以早上中午都不吃」。我懂那種在去吃吃到飽之前想要調整的心情，畢竟「難得吃一次吃到飽，雖然想吃很多，但又不想變胖」，會有這種想法也是理所當然。但是請你仔細想一想，**你可以理解這是「把吃得比平常多當成前提」的思維嗎？**

絕大多數的瘦子都不會害怕吃到飽，也不會想要卯起來吃。他們就和平常吃飯一樣，只吃到自己能夠滿足的量就不吃了。當然，與平常相比或許還是會多少吃得過量，但是不會有「難得來吃吃到飽」這種一定要卯起來吃的想法。不過，如果以吃得比平常多為前提，不吃早餐與午餐，在吃吃到飽的時候，就會吃下超出必要的量。因為不吃早餐與午餐會導致身體缺乏能量，使得自律神經與荷爾蒙過度反應，覺得「不吃多一點就會能量不足」，食慾於是增強。在這種狀態下去吃吃到飽的結果就是吃得太多。

所以不管早餐還是午餐都應該照常吃，就算是吃到飽，也只要吃到適量或是稍微多一點就自然停下來，這才是能夠變瘦的吃法。

此外，燒肉吃到飽還有一個防止吃太多的方法，那就是先吃飯。先吃韓式拌飯等飯類，接著吃沙拉，最後再吃肉，就能防止吃太多。**因為先吃飯能夠讓血糖值上升，提高滿足感。**

很多人在吃燒肉的時候不吃飯，尤其正在執行低醣飲食，或是喝酒的人都不吃飯。或者應該也有人覺得「難得吃一次吃到飽」，所以故意不吃飯，而是吃許多肉。但只吃肉無法使血糖值上升，除非吃的量大到讓胃膨脹，否則無法滿足。再者，也有很多人就算靠著肉類暫時讓胃膨脹，也因為血糖值沒有上升，回家時還順便買冰淇淋之類的甜點回去。但這麼一來，就會因為熱量超標而容易發胖。

為了避免發生這些情況，吃燒肉吃到飽的時候，也請先從飯類開始吃。只要透過吃飯讓血糖值上升，再透過吃沙拉提高胃部的滿足感，就不會再吃下超出必要的肉類了。

各位或許會覺得「難得去吃燒肉吃到飽，這樣太浪費了」，但為了在享受燒肉吃到飽之餘也能變瘦，請務必試著實踐「飯類↓沙拉↓肉」這樣的順序。

22 計算熱量帶來的壓力，就是復胖的原因

如果去看書店的瘦身書區，就會發現不同於過去都以熱量限制的書籍為主，現在則以低醣飲食的書籍占了壓倒性的多數。但即使如此，書店依然陳列出不少熱量限制的書籍，多數減肥的人都還是會計算熱量。

熱量限制的理論是計算自己能夠消耗的熱量，接著只要控制食量，讓攝取的熱量不超過消耗量，就能夠瘦下來。消耗的熱量由基礎代謝量、活動代謝量以及攝食產熱效應組成，最近只要在網路上輸入簡單的資訊就能自動計算出來。

就如同我反覆提及的，我也贊成體重取決於熱量的攝取與消耗。但是我並不推薦透過計算熱量來刻意達成熱量赤字（攝取的熱量小於消耗的熱量）。

事實上，我的學員就算不計算熱量也能變瘦，也有不少人不再計算熱量之後就開始瘦下來。因為就「食慾控制法」的觀點來看，不計算熱量更容易變瘦。

再說，熱量也不可能正確計算出來。舉例來說，食品標示的熱量值允許20%的誤差。熱量標示為一千大卡的食品，實際熱量可能是八百大卡，也可能是一千兩百大卡。此外，透過網路等工具計算的熱量消耗也非常曖昧，換句話說，無論是攝取的熱量還是消耗的熱量，即使拚了命計算，也無法算出正確的數值。

計算並在意這些不精確的熱量，將導致食慾紊亂。舉例來說，假設一天攝取的熱量設定為一千五百大卡，如果在晚餐前吃了一千三大卡就已經滿足，也容易覺得「今天還剩下二百大卡的額度，雖然肚子不餓還是吃吧！」肚子不餓就代表體內很有可能已經多出了充分的能量，如果再繼續吃，就會因為熱量超標而變胖。

反之，也可能發生這樣的情況：「今天已經吃了一千五百大卡，雖然肚子還會餓，但是先忍忍吧！」然而實際上，身體所需的熱量很有可能並未獲得充分的滿足。如果相信熱量計算的數值而忍耐，可能會因為反彈而吃得太多。於是吃下去的量可能會超過被抑制的量，最後導致熱量超標。

而且如果計算熱量，很容易因為「每次都要計算很麻煩」、「雖然想吃但無法吃」而累積壓力，這時身體就會分泌增強食慾的荷爾蒙「皮質醇」。每天計算熱量，導致皮質醇累積，就會因為食慾紊亂而吃得太多。

由此可知，計算熱量將可能導致不正確地多吃、因反彈而多吃甚至壓力性暴食。就如同在序章提到的，人體具備根據能量狀態調整食慾的機能，這項機能比熱量計算更精準，因此讓這項機能獲得最大限度的發揮相當重要。

23 禁止飲食限制

在IG上看那些減肥的人的飲食內容，可以看到許多所謂的「美照」。色彩繽紛、因為留意醣類攝取，飯量感覺稍少、脂肪少的雞柳或是舒肥雞肉，再搭配海藻類或菇類等水溶性膳食纖維豐富的沙拉，點心是燕麥製成的健康餅乾等，如果只看IG，都是一些靠著用心製作的餐點努力瘦下來的人。在YouTube上也能看到許多一週瘦五公斤、一個月瘦七公斤等影片。細看內容都是「完全不吃點心與炸物」、「晚上六點之後禁止吃東西」、「每餐的飯量控制在一百克以內」等資訊。

如果在充斥著這些資訊的情況下告訴你「要減肥就要禁止飲食限制」，你會怎麼想呢？

不過，減肥不能限制飲食是事實。原因很清楚，**因為人類具有如果被禁止，反而會更想吃的**

特性。這個特性用剛才出現的心理學名詞來說，就稱為「心理抗拒」*43。

假設因為看到「吃麵包會胖」、「不能吃零食」、「絕對禁止吃拉麵」等資訊而進行飲食限制，就反而會因為心理抗拒而異常地想吃麵包、零食與拉麵。結果雖然平常能夠忍耐，食慾也會在睡眠不足與壓力等的累積之下爆發，結果只不過因為平常忍耐的反彈就吃得太多而變胖。而且還會因為吃太多的經驗，提高對於被禁止的食物的恐懼，陷入更加強烈禁止的惡性循環。

而且不可思議的是，**如果禁止某項食物，也經常會讓人誤以為「自己喜歡這項被限制的食物」**。舉例來說，因為吃甜點會發胖而禁止的時候，人就會誤以為「我雖然喜歡甜點，但因為在減肥所以不能吃」。

這經常是受到心理限制的影響，如果取消飲食限制，幾乎都會在吃了之後發現「雖然在被禁止的時候非常想吃，但其實也沒有這麼喜歡」。我的學員也一樣，很多在剛開始問他們「雖然喜歡，但必須忍住不吃的食物是什麼」時，回答「甜點」的人，在開始執行食慾控制法之後都說「那個時候為什麼會這麼想吃甜點呢？真是不可思議」。

由此可知，飲食限制會因為反彈而吃得太多，並且對垃圾食物產生不必要的抗拒感，結果反而更難瘦下來，所以不應該這麼做。

24 不需要在意醣類的量

自從減肥健身房流行之後，「減肥就是低醣飲食」是否已經成為一般的印象了呢？就算是認為「低醣飲食沒有必要」或是「過度執行低醣飲食會造成危險」的人，也似乎都會在某種程度上留意醣類的量，並且減少攝取。但實際上，如果想要變瘦，吃東西時不要在意醣類的量才是正確做法。

就如同第一章提到的，變瘦的黃金比例是「蛋白質（P）：脂質（F）：碳水化合物（C）＝20：20：60」。**如果碳水化合物的比例占了整體的一半以上，那就既能獲得滿足感，也能降低餐點的總熱量。**就我的經驗來說，我幾乎沒看過哪個減肥中的人醣類攝取過多。當然，如果毫無所覺地早餐吃甜麵包、午餐吃拉麵配炒飯、點心吃甜食、晚餐吃義大利麵，這樣的人確實會吃下過多醣類，必須留意醣類的攝取量。然而現狀卻是，多數的人不僅醣類沒有過量，反而還缺乏。

實際上，根據日本農林水產省的報告，每一名國民的一年稻米消費量，在一九六二年達到高峰一一八・三公斤，接下來就出現年年減少的傾向。一九九〇年度為七十公斤，二〇〇五年度為六一・四公斤，二〇一八年度甚至減少到五三・五公斤[*44]。

一年五十四公斤換算成一個月是四・五公斤，相當於一天一百五十克（一杯米的量），炊煮成飯約三百五十克。日本成年女性所需的平均飯量為四百五十克／天（炊煮成飯的量）。當然，有些不足的部分也透過麵包、義大利麵等補充，但根據日本醫藥基盤・健康・營養研究所的報告顯示，一九四六年時，日本人的總熱量80・6％來自碳水化合物，到了二〇〇〇年則減少到57・5％[*45]。反之，脂質在一九四六年只占了7％，到了二〇〇〇年則增加到26・5％。雖然脂質7％也太少了，但總而言之日本人的碳水化合物攝取量正逐漸降低。

尤其正在減肥的人，似乎很多都因為在意醣類攝取而導致醣類不足，我認為如果想要瘦下來，必須注意的不是醣類的量，而是脂質的量。醣類不足反而才是現狀，放膽去吃醣類不要害怕過量更能取得均衡營養，總熱量自然也會下降，也更容易瘦下來。

25 這樣的人吃點心就會瘦

如果聽到「想瘦的話最好吃點心」，應該很多人都會覺得「這怎麼可能」。確實沒錯，吃點心容易使總熱量增加，讓人更難變瘦。此外，有些人與其說是吃點心，不如說是總是吃個不停，使得血糖值總是維持在較高的狀態，身體持續地慢性分泌促進脂肪累積的胰島素，這麼一來也很難瘦下來。吃個不停還會招致明明分泌了胰島素，卻無法發揮作用的「胰島素阻抗」狀態。

所謂的胰島素阻抗，指的是體內明明分泌了必要的胰島素，其作用卻變差的狀態。這麼一來，就會因為血糖值無法下降、胰島素過度分泌而導致瘦不下來。

如果一整天都坐在沙發上看電視，邊看邊不停地拿洋芋片來吃，就會因為熱量超標與胰島素阻抗的問題而發胖，想瘦下來應該不容易。不過，吃個不停和吃點心不一樣，也有人吃了點心反

而容易瘦。

譬如一餐吃很多的人。不少人在吃了午餐之後，因為距離晚餐還有不少時間，導致變得飢腸轆轆，於是晚餐就狼吞虎嚥地吃了很多。結果因為吃得太急而吃下過多食物，多到超過八分飽的程度。

這樣的人如果在下午三、四點吃點心，就能防止晚餐吃太多的狀況。雖然在正餐與正餐之間創造空腹的狀態很重要，但過度飢餓將導致吃得太多，因此必須注意。

過度飢餓的時候體內會發生什麼事呢？或許有「低血糖」的可能性。距離上一餐已經過了不少時間，導致血糖難以維持，於是變成低血糖。如果變成低血糖的狀態，焦躁就會伴隨著異常的空腹而發生，最後忍不住因為吃得太快而吃得太多。

由此可知，容易吃到超過八分飽的人，如果透過點心來預防低血糖，就能透過抑制總熱量而更容易變瘦。

不過，點心也不是想吃什麼都可以。因為零食、蛋糕、甜點等不僅熱量高，也會使得血糖不穩定。含有大量砂糖與麵粉的零食與蛋糕，將導致血糖值突然上升。身體在血糖值突然上升的時候，會為了降低血糖值而分泌大量胰島素。結果突然上升的血糖又突然下降，變成低血糖的狀態。這種食物引起的低血糖稱為**「功能性低血糖」**。換句話說，如果吃含有大量砂糖與麵粉的食品當點心，反而會在晚餐前變成低血糖。

為了防止這樣的問題，建議在點心時間與其說是吃點心，不如想像成吃「補充的食物」。也就是透過點心，補充正餐不足的成分。如果可以的話建議吃飯糰或水果，如果困難的話，維持血糖值的汽水糖也不錯。只要能夠補充醣類，又沒有添加多餘砂糖的食品，那就什麼都可以。

由此可知，一餐會吃到過量的人，有變成低血糖的可能性，只要透過點心穩定血糖值，就能降低總熱量的攝取，並且因此瘦下來。

26 把一天飲食的10%換成滿足心靈的甜點

我還記得小時候，如果正餐附上一道水果或優格等甜點，就會覺得非常開心。我的孩子也一樣，如果有水果或優格，吃飯時的興致就完全不一樣。此外，在餐廳點套餐時，對於最後端上來的甜點十分期待的人，應該不只我一個。

減肥中的人，或許一般都會覺得「甜點什麼的，想都不用想」。的確，甜點不只熱量高，也因為含有大量的砂糖與麵粉，導致血糖值上上下下，所以吃太多並不好。不過，與其禁止喜歡的食物，不如將其有技巧地融入飲食當中，才能瘦得更輕鬆。

吃飯不只滿足身體的營養，也具有「滿足心靈」的作用。白飯、魚、肉、蛋、蔬菜等能夠滿足活動身體、長出肌肉所需的養分。但另一方面，蛋糕之類的甜食，則能夠滿足你的心靈。甜食能夠促進腦中分泌「**血清素**」這種營造幸福感的荷爾蒙。我想各位都看過「吃甜食就會覺得幸福」的人，這其實就是甜食促進血清素分泌帶來的影響。除此之外，血清素也具有抑制食慾的作用，因此製造血清素也能防止吃得太多。

如果「因為正在減肥所以禁止吃甜食」，就會因為先前說明過的「心理抗拒」而吃下過多的食物。倘若不僅沒有禁止，反而還在飲食裡加入一道甜食，因為反彈而吃得太多的狀況也會消失。不過這裡有一項重點，那就是滿足心靈的甜食，只能占一天飲食的一成左右。

如果滿足心靈的甜食，占了一天飲食的比例超過兩成，就無法滿足身體必要的養分。有些人會因為想吃甜點而不吃正餐，這麼一來會導致營養不良。

此外，如果吃太多甜點，不只會分泌血清素，也會分泌「多巴胺」。多巴胺是讓身體亢奮的荷爾蒙，能夠創造暫時的幸福感，但也會提高對食物的成癮性。現在已經知道，賭博成癮之類的症狀，就與多巴胺有關。原本應該滿足心靈的甜食，如果吃太多雖然會創造幸福感，但也可能會造成對甜食成癮。

將滿足心靈的甜食量，控制在總熱量的一成左右，也是為了防止這個問題。舉例來說，如果一天攝取的熱量是兩千大卡，那麼吃二百大卡左右的甜食也無所謂，而且吃甜食也能提高對餐點的滿足感，防止吃得太多。

由此可知，不只為了滿足身體，也為了在減肥時能夠滿足心靈，不要禁止甜食，而是要有技巧地將其融入飲食裡。

27 養成在甜點裡加一小匙肉桂粉的習慣

你有沒有過這樣的經驗呢？走進星巴克之類的咖啡店，整間店裡瀰漫著甜香，讓人忍不住想吃甜點。其中最引人注意的香氣就是肉桂了。肉桂獨特的香氣與其他甜食不同，不只甜美，還帶有異國情調。著迷於這股香氣的人也很多。事實上，釋放特殊香氣的肉桂正是減肥的得力助手。

我想任何正在減肥的人，都會想要盡可能減少砂糖的攝取。砂糖過多不僅熱量容易超標，體內的血糖質也會變得不穩定，讓人更難瘦下來。不過，有時還是會想在咖啡、飲料、甜食裡再加點甜味，想必也有很多人因為甜味而獲得更高的滿足感。這個時候，我就推薦使用肉桂的甜香取代砂糖。

肉桂不像砂糖有熱量，也不會導致血糖值改變。**現在已經發現，肉桂反而能夠穩定血糖值**[*47]。

除此之外，據説肉桂的香氣還能對自律神經發揮作用，讓身體放鬆下來。只要血糖值穩定，自律神經也取得平衡，就能緩解焦慮，防止壓力性暴食。

此外，就如同先前的説明，食物不僅滿足身體，也具有滿足心靈的作用。**肉桂沒有熱量，不會擾亂血糖，但同時又具有滿足心靈的效果。**

由此可知，如果希望飲料與食物再多點甜味與刺激，可以試著不要加糖，而是養成撒肉桂粉的習慣。雖然尚未完全弄清楚肉桂的效果，但即使只就現階段已知的部分來看，還是能夠期待肉桂在減肥時發揮作用。

28

不看減肥型臉書粉專

你在搜尋減肥資訊時，會使用哪些媒體呢？譬如書籍雜誌、網路文章、YouTube等等，收集減肥資訊的資訊來源想必因人而異。最近似乎也有很多人透過抖音取得資訊。不過即使如此，Instagram（以下簡稱為IG）至今依然擁有難以撼動的人氣。

我也會使用IG發表資訊，不過發表減肥資訊的帳號很多。譬如公開自己減肥記錄的人、像我這種使用文字發表減肥相關知識的人等，傳遞訊息的方法因人而異，總而言之關於減肥的資訊俯拾即是。不過，如果我說不看這些IG上的減肥資訊更容易瘦，你是否會很驚訝呢？

不看IG更容易瘦的理由有幾個。第一是IG上「資訊多到令人混亂」。我想只要看過IG就知道，IG上滿坑滿谷都是減肥資訊。譬如「五種吃了就會瘦的食物」、「三種必做的減肥運動」、「想瘦腿就這麼做」等等。

我的意思並不是指這些資訊都是錯的，最好不要看。應該也有人看了IG的減肥資訊後實際執行，最後成功瘦下來吧？但是也有很多人因為接收太多資訊，導致腦袋亂成一團，食慾也跟著變得紊亂。

舉例來說，如果追蹤的帳號發表了這樣的資訊：「吃白飯會導致血糖值上升，因此瘦不下來。」看到的人應該會覺得「原來如此，減肥時不能吃白飯啊！」但同時又有其他追蹤的帳號發表這樣的資訊：「白飯的熱量低，能夠使食慾穩定，如果想瘦下來應該積極地吃。」看了之後應該會疑惑「到底誰的資訊才是正確的啊？」

如果像這樣在IG上看到各式各樣的減肥資訊，腦袋應該會錯亂。

大腦如果接收過多資訊，就會因為壓力累積而感到疲勞。這個狀態稱為「腦疲勞」。倘若因為看太多社群媒體上的資訊而陷入腦疲勞的狀態，位於額頭部分的「前額葉」血流運行就會不順暢，於是前額葉的運作就會變差。前額葉的運作與理性有關。換句話說，看太多社群媒體容易失去理性。

通常大腦會發揮理性，避免自己吃得太多。譬如當眼前出現蛋糕時，我們會覺得「雖然莫名想吃，但肚子不餓，而且吃了這個會因為熱量超標而變胖，所以還是算了」，就是因為前額葉的理性在運作。但如果發生腦疲勞，抑制食慾的作用就會變差，於是就會過食。

此外，如果減肥的同時在社群媒體上看到別人的減肥經過，也會焦急吧？舉例來說，假設有人和自己在相同的時期開始減肥，自己才瘦了一公斤，對方卻已經順利瘦下五公斤，你應該會覺得「我必須更努力才行」。但這分焦急，卻會導致勉強自己的減肥與復胖。此外，正在減肥的人，如果看到別人發表完美的餐點美照，也會覺得「自己也必須這麼講究才行」不是嗎？這也會成為焦急的原因。

說起來，IG上呈現的世界只有對方美好的一面。在IG上發表完美飲食的人，私底下吃的也幾乎都是生蛋拌飯等一般的食物。

此外，即使順利瘦下來，也有不少人在私底下因為反彈導致過食而煩惱。實際上就有粉絲多達好幾萬名的網紅透過IG找我諮詢過食的問題。他的煩惱是「雖然瘦下來能讓粉絲數增加是一件開心的事情，但不能變胖的壓力很大，我打死也不能說出自己過食……」。而且曾來找我諮詢類似問題的不只一人，而是好幾人。

由此可知，社群媒體會導致腦疲勞與焦慮，使得減肥失敗。而且你試圖仿效的，只有對方部分好的一面。透過社群媒體收集資訊雖然不是壞事，但你必須理解如何面對這些資訊非常重要。

29 用蜂蜜檸檬解決壓力性暴食

「公司發生了討厭的事情，心情很糟，結果就吃太多了。」

各位有沒有過這樣的經驗呢？這就是所謂「壓力性暴食」的現象。減肥中的人，也有不少因為壓力性暴食而瘦不下來。我自己也經常因為心情很糟而吃太多。尤其如果在壓力大的時候喝酒，更是胃口大開，最後乾脆不顧一切地大吃。為了防止壓力性暴食，有三項重點。

- 擺脫壓力
- 提升抗壓性

減少壓力對身體的傷害

擺脫壓力

我想這應該多少可以想像吧？在有壓力的時候吃東西，壓力就會在體內累積，最後因為反彈而吃得太多。

如果稍微來看腦內的變化，就是在壓力累積時，獲得幸福感、抑制食慾的血清素會減少。在這個時候吃進大量的食物，就能暫時製造血清素，獲得幸福的感受。因此如果累積壓力，就會因為胃口大開而過食。

為了防止這點，必須透過進食以外的活動來製造血清素。**簡單來說，就是將發洩壓力的對象從食物轉移到其他事物。**

譬如運動、散步、冥想等都是經過科學證實的紓壓方法。反之，現在也已經知道，賭博、菸、酒、暴飲暴食看似能夠減輕壓力，實際上不僅沒有紓壓效果，反而還會導致壓力惡化。

因此如果有因為工作等而累積壓力的感覺，透過運動、散步、冥想等方式紓壓，就能預防壓力性暴食。

• 提升抗壓性

所謂提升抗壓性，就是即使遇到相同的壓力，也比較不容易受到傷害。你可以想像當遇到一百的壓力時，不是把壓力減到八十，就是把自己的抗壓性提升到比壓力更強的一百二十。

舉例來說，改變承受壓力時的想法，就是減輕壓力的有效手段。譬如接受同一名上司同樣嚴厲的指導時，有人會發憤圖強，覺得「我要更努力」，也有人會意志消沉，覺得「為什麼自己這麼糟糕」。這樣的差異不在於壓力，而是在於面對被發脾氣時的思考方式。

改變對於這些帶來壓力的事件的想法，能夠提升抗壓性，減少壓力性暴食的狀況。

除此之外，培養體力也能打造更能承受壓力的身體。所謂培養體力就是鍛鍊自律神經。因為如果體力好，心跳就不容易因為一點小事而紊亂。心跳紊亂是自律神經衰弱的指標，因此培養體力保持心跳穩定，就相當於強化自律神經。自律神經的作用一旦變差就會強烈感受到壓力，透過運動培養體力，對於壓力就會變得比較不敏感。

由此可知，藉由運動培養體力，能夠有效預防壓力性暴食。

•減少壓力對身體的傷害

壓力會使身體承受嚴重傷害。而這樣的傷害也經常會導致壓力性暴食。舉例來說，持續承受慢性壓力，血糖值就容易下降。這是因為壓力會消耗能量，使得維持血糖值的器官「腎上腺」的作用變差。

此外，如果因為壓力而變成低血糖，就會因為能量不足而胃口大開，導致吃得太多。因此為了控制血糖，抑制低血糖造成的食慾就很重要。**具體來說，早上吃一茶匙的蜂蜜，白天的血糖值就容易維持穩定。**因為蜂蜜中含有的葡萄糖與果糖，具有維持血糖值穩定的效果。

此外淺眠的人，在睡前吃蜂蜜能夠提升睡眠品質。睡眠品質會大幅影響血糖值的穩定，在睡前靠著蜂蜜讓睡眠品質提升，就能穩定隔天的血糖值，食慾也比較不容易紊亂。

由此可知，為了在壓力大的時候，防止壓力引起的低血糖，可以在睡前與早上各吃一茶匙的蜂蜜。

附帶一提，我會在蜂蜜裡加入檸檬汁再兌入氣泡水，做成蜂蜜檸檬飲來喝，味道非常好，不只是我，就連小學三年級的女兒也很喜歡。

30 炸雞不要吃太多

熊本有一家名為「藤井炸雞」的炸雞店。這家店的炸雞非常美味，因此很受歡迎，我開車時如果看到，總是會忍不住停下車去買。其中的炸雞皮（波波脆片）更是滋味絕妙，我在點了炸雞之後，幾乎是一定會加點炸雞皮。

如此美味的炸雞，在減肥時最好盡量少吃。**因為炸物的油脂多、熱量高，也容易導致食慾與代謝失調，讓身體變得容易發胖。**

炸雞的熱量比你想像中更高。舉例來說，一百克的白飯為一百六十八大卡，但同樣一百克的炸雞，熱量卻高達約三百大卡。換句話說，雖然份量相同，熱量卻有兩倍以上。此外，炸雞不含醣類，因此血糖值不會上升，很難獲得滿足感。換句話說，炸雞本身的熱量就已經很高了，還容易吃太多，結果就是熱量超標。

而且炸雞還含有大量的脂質。具體來說，一百克的帶皮炸雞就含有約十八克的脂質，而現在已經知道，這種高脂質的食物會導致胰島素阻抗[*48]。如同前述，陷入胰島素阻抗的狀態，對於血糖的控制就會變差，胰島素一旦分泌過多，身體容易發胖。簡單來說，就是身體處理醣類的能力會因為脂肪而變差，導致多餘的醣類轉換成脂肪。此外，吃太多炸物容易導致身體發炎，胰島素阻抗也會更加惡化。

由此可知，炸物會擾亂食慾與代謝，讓身體變得很難瘦下來，因此最好少吃。當然，如果刻意禁止會因為反彈而吃太多，所以也不需要禁止，只要避免在日常生活中毫無所覺地大吃特吃就沒有問題。

31 減肥不需要體重計

我結婚之後，富永家有七年都沒有體重計。我們並不是刻意不放，而是我與妻子都對體重沒興趣。我們家購買體重計的契機，則是我在進行減肥指導時想到「咦？進行減肥指導的人沒有體重計，實在太怪了」。但遺憾的是，最後體重計也沒繼續使用了，這是為什麼呢？

我明明進行減肥指導，卻不使用體重計的理由主要有三項：

- 發現體重數字沒什麼意義
- 量體重會成為壓力
- 量體重會導致食慾紊亂

• 發現體重數字沒什麼意義

我現在的減肥指導以線上為主，但直到幾年前，進行的都還是由個人訓練結合飲食改善的減肥指導。當時我會固定請來店的學員量體重，但當時突然發現一件事。那就是「學員來店的時間並不一定，體重的可信度很低」。

人的體重在一天當中約有一至兩公斤的變化。舉例來說，流汗之後就會減少汗水的重量。反之，整天坐在辦公桌前導致腿部水腫，或是吃太多之後體重就會增加。不過，早上一起床就測量的體重，因為在某種程度上統一條件，因此可信度較高。

但是我發現，即使每次來店都測量體重並記錄，也會因為測量的時段而有不同，譬如有些日子在增加的時段測量，有些日子在減少的時段測量，所以即使追蹤體重變化的經過，也完全沒有可信度。

所以從那天之後，我就不再測量來店的學員的體重了。

・量體重會成為壓力

就如同前面所說的，如果要量體重，就得盡量固定條件，因此必須測量一早起床的體重。如果是一早測量，就能有效確認減肥帶來的體重變化。然而遺憾的是，就現狀而言，很多人最好連一早量體重都停止。

理由很明確，**那就是每天測量體重會造成壓力**。每天測量體重，就像每天發還考試結果一樣。各位是否記得，還在當學生的時候，每次只要發還考試結果，就會心跳加速呢？我也會邊想著「這次會不會超過九十分」、「說不定會拿到滿分」，邊緊張地等待。測量體重時也一樣，會邊想著「今天會變輕嗎？」、「希望不要變重……」等等，站上體重計前應該多少有點緊張。

如果量體重像考試一樣沒那麼頻繁就不會造成問題，但如果每天測量就會成為壓力。

而且遺憾的是，體重如預期般減少的可能性很低，失望的情況應該比較多。人類的體重不可能持續不斷地減少，就算整體的趨勢是變瘦的，體重在過程中也會高高低低。我想各位都已經有過如果體重不如預期般減少，就會因為失望而產生壓力的經驗了。

・量體重會導致食慾紊亂

各位如果聽到無法停止量體重，就和柏青哥成癮一樣，是否感到驚訝呢？但實際上，這兩者在腦中發生的事情是相同的。

人類之所以會依賴藥物或賭博，就是受到腦中被稱為「多巴胺」的荷爾蒙影響。多巴胺是創造快樂的荷爾蒙，分泌多巴胺就能獲得幸福感。

賭博就是這種多巴胺的刺激。任何人都有過多巴胺暫時增加的經驗，這對於感受日常生活中微小的幸福也很重要。但如果反覆發生，就會逐漸上癮。

有去打過柏青哥的人就能想像，在去打柏青哥之前，會想著「今天說不定會贏」、「今天如果贏了就去吃燒肉」，並開始產生期待。

其實這樣的期待會促進多巴胺的分泌，而且如果真的贏了，多巴胺就會分泌得更多，腦內也會產生「果然打柏青哥能夠提高幸福感」的認知。

結果就會因為多巴胺而追求幸福感，導致停不下來。

這會造成什麼問題呢？那就是「多巴胺愈使用效果就會愈差」。

舉例來說，剛開始只要十單位的多巴胺就能感覺幸福，但如果持續下去，最後如果不分泌一百單位的多巴胺就沒有幸福感。換句話說，就是會逐漸尋求更強烈的刺激。

這麼一來，就會失去對於日常生活中微小幸福的感受。舉例來說，就是不再對孩子的成長感到開心，吃到美味的食物時也不再覺得感動了。

簡單而言，就是對於幸福的感受變得遲鈍。

雖然話題跑得有點遠了，但總而言之，無法停止量體重和賭博成癮是同樣的機制。測量前、測量減少的數值會促使多巴胺分泌，「今天可能會變瘦」的期待，將導致對於量體重的成癮性逐漸增強。這麼一來，對於多巴胺的反應就會鈍化，變得難以對日常生活中的一切感到幸福，於是陷入「食物的味道不夠重就覺得少一味」、「不吃到撐就得不到滿足」的狀態，結果導致因為吃得太多而發胖。

基於這些理由，不要每天量體重更容易變瘦。我常說「把體重計踹壞吧」，這可不是開玩笑，就現狀來看，很多人真的把體重計從家裡丟出會比較好。

32 透過記錄減肥法找出「吃太多的理由」

這麼問有點突然，但各位聽過被稱為「御宅之王」的岡田斗司夫嗎？

他既是製作人也是實業家，還出版了許多著作。我也因為喜歡他的著作而讀了好幾本，而他在著作《不要覺得會胖到天荒地老》中介紹的減肥方式就是記錄減肥法。

記錄減肥法是將吃下去的食物、熱量、體重記錄下來的減肥方法。能夠透過記錄客觀地確認自己的狀況，掌握自己是否吃得過量。除此之外，也能知道什麼樣的飲食能夠減輕體重，所以自己也能掌握瘦下來的方法。

據說岡田斗司夫就利用記錄減肥法成功減重三十公斤。

現在已經開發出許多減肥ＡＰＰ，記錄減肥法幾乎變得理所當然。然而，現狀卻是許多人都弄錯記錄的內容，導致減肥無法順利。

一般的記錄減肥法，基本上記錄的是每天吃下的食物與攝取的熱量。而後將自己消耗的熱量計算出來，透過調整飲食內容，將攝取的熱量減少到消耗的以下。舉例來說，假設一天消耗的熱量是一千八百大卡，但透過記錄發現平常都吃兩千大卡，那麼就將正餐或點心減少三百大卡，以達成熱量赤字並藉此變瘦為目標（攝取一千七百大卡小於消耗一千八百大卡）。老實說，平常對於吃太多毫無所覺而發胖的人，只要這麼做就足以變瘦。因為意識到自己不知不覺吃下的東西，自然而然就會減少吃下的量。但遺憾的是，已經努力減肥的人，就算執行記錄減肥法依然會失敗。因為他們的狀況是「雖然知道最好減少吃下去的量，但是卻做不到」、「就算減少了也瘦不下來」。

換句話說，很多人早就知道透過記錄減肥法可記錄與掌握事情進展，但是卻無法真正實踐，所以減重才無法成功。

那麼，記錄減肥法就沒有意義嗎？卻也不是如此。因為透過記錄與比較，能夠鎖定瘦不下來的原因。我自己會請學員記錄並報告，並藉由觀察他們的記錄，鎖定他們減肥失敗的關鍵。

舉例來說，假設記錄之後發現原因明顯就是吃得太多。**那麼接下來該思考的不是「如何避免**

吃太多」，而是「為什麼會吃太多？」為了找出吃太多的原因，記錄就能發揮作用。譬如根據記錄，每週二與週四都會過食。而透過記錄也發現，每週一與週三的睡眠時間都比平常少一小時。這麼一來就能預測「週二與週四會吃太多或許是因為睡眠不足吧？」

除此之外，假設有人是每週三晚上都吃太多。從記錄來看，他在週三下午經常都會心浮氣躁，再往下探究，就發現原來是因為週三的會議排在午休時間。這時就能預測「或許因為會議累積壓力，才導致晚餐吃得太多吧？」

只要以類似這樣的方式，將攝取的熱量以外的內容也記錄下來，就連為什麼攝取的熱量會增加都能夠預測。富永式的記錄減肥法，與其說是調整每日熱量的攝取，不如說是找出瘦不下來的原因。

為了打造不發胖的身體，記錄是一件重要的事情，而記錄的內容就變得非常重要。因為像過去那樣記錄熱量與飲食內容，終究只會變成刻意控制飲食。這麼一來不僅沒有意義，反而還會因為反彈而復胖，結果只能打造出難以瘦下來的身體。

由此可知，**記錄減肥法的重點不在於記錄本身，而是在於記錄的內容，以及能夠從記錄的資訊中發現什麼。**

最後，我將必須記錄的內容整理出來。這些內容並非全部必要，只要配合每個人的狀況，將看似有關聯的內容記錄下來即可。

- 飲食內容（包含點心）
- 肚子餓的程度（飯前、飯後分成十級，零是空腹，十是吃飽）
- 低血糖症狀（想睡、無力感、異常飢餓、焦慮）的有無與發生時段
- 睡眠時間
- 睡眠品質（是否半夜醒來、惡夢、磨牙、早上睡醒時的精神狀況、白天是否想睡）
- 是否吃太多
- 吃太多之前的情緒（焦慮、不安等）
- 壓力（公司、家庭等）
- 擔心的事情（將來發展、經濟問題等）

只要將這些內容記錄下來，尋找與吃太多的日子之間的關聯性，就能釐清瘦不下來的原因。

33 一天冥想5分鐘

Apple、Yahoo!、Mercari是無人不知的企業。這些大企業為了員工的健康管理，積極引進了「冥想」這個方法。想必也有不少人一聽到冥想，就覺得「好像很難……」、「那是練瑜珈的人在做的事」或是「很可疑」吧？然而近年來，前面提到的那些大企業，也鼓勵以冥想幫助健康管理，許多研究也都證實了冥想的健康效果*49。冥想也被稱為「正念」，正念的權威喬・卡巴金將其定義為「刻意地以不評價、不判斷的形式專注於現在這一瞬間」。聽起來很難吧？

說得簡單一點，**冥想就是不考慮過去與未來，專注於現在的自己的行為。**

舉例來說，你是否曾在工作時思考「今天晚餐吃什麼」、「回家之後要做什麼」呢？我真的很不擅長專注於現在，總是會思考其他事情。這就是意識飄到過去與未來，沒有專注於現在的狀態。把意識擺在現在稱為正念，飄到過去與未來則稱為無覺察（mindless）。

如果陷入無覺察的狀態，也無法專注於食物，就會在不知不覺間吃得太多。舉例來說，應該不難想像如果有人在晚餐時提到你在公司裡討厭的人，你就會因為思考他的事情而失去對食物的專注力，滿足感也因此而減少。這麼一來，當然無法因為一般的餐點而滿足，導致吃得太多，結果就是容易變胖。

倘若能夠透過冥想專注於當下的餐點，就能提高對餐點的滿足感，一餐也少量就能吃飽了。

當然，藉由冥想減輕壓力，也有抑制食慾的效果。

由此可知，冥想具有預防壓力性暴食的作用。

第3章

習慣——＋1%的習慣，打造不復胖的體質

34 午餐後一杯咖啡

「咖啡」是我最喜歡的飲料之一。我在幾年前就開始使用磨豆機，喝咖啡時先從磨豆子著手，早上邊聞著翡翠山（咖啡豆的種類）的香氣邊工作，真的是至高無上的時光。現在是早上六點，我總是邊喝咖啡邊寫稿。附帶一提，我一天會喝三杯咖啡，早上一杯、中午前一杯、午餐後一杯。再多喝就會覺得不舒服，因此三杯對我來說剛剛好。

接下來，我要告訴各位愛喝咖啡的人一個好消息。**咖啡具有穩定食慾的效果，能夠防止吃得過量。**尤其午餐後的咖啡，能夠將咖啡的害處降到最低，又能減少總熱量的攝取。

根據美國西北大學芬堡醫學院預防醫學助理教授Marilyn Cornelis進行的小規模臨床試驗研究發現，咖啡會影響體內關於代謝與食慾的物質*50。

這個研究以四十七名有喝咖啡習慣的芬蘭成年男性、女性為對象，進行臨床試驗，請他們做以下一件事情。

①連續一個月不喝咖啡

②接下來的一個月，一天喝四杯咖啡。

③再接下來的一個月，一天喝八杯咖啡。

接著他觀察七百三十三種代謝物質在血液中的濃度變化，結果發現一天攝取四至八杯咖啡時，有一百一十五種代謝物質的血中濃度產生了明顯的變化，其中也包含了抑制食慾與提升代謝的物質。

關於咖啡還有許多未知的部分，我想今後還會有許多關於健康的效果獲得證明吧！

而咖啡的健康效果之一就是「抑制食慾」。**推測咖啡抑制食慾的效果，大幅受到咖啡中的「咖啡因」影響。**除了咖啡豆（各種咖啡飲料）之外，茶葉（綠茶、烏龍茶、紅茶）、可可豆（可可亞、巧克力）、瓜拿納、可樂果、瑪黛葉（瑪黛茶）等也都含有咖啡因成分。一般多半用來提神，不過消除疲勞與提高體溫等各種健康效果都已經得到證實*51。

咖啡因的其中一項作用就是刺激自律神經。咖啡因能夠刺激自律神經中的交感神經，具有讓身體處在活動狀態的作用。喝咖啡能夠提神就是這個原因。此外，當交感神經受到刺激時，腸胃的活動也會受到抑制，讓食慾穩定。而現在已經知道，就連咖啡的香氣都能影響身體*52。

由此可知，午餐後喝咖啡，能夠穩定食慾，防止吃得太多。**總是習慣在午餐後來些甜點的人，在伸手去拿巧克力之前，先來杯咖啡吧！**

不過，咖啡雖然有許多值得期待的健康效果，但也必須介紹其害處。正因為咖啡因有讓身體亢奮的作用，因此也能列出許多弊病。咖啡因造成的不適列舉如下。

・知覺敏感
・焦慮不安
・睡眠障礙（入睡困難、半夜醒來、早晨醒來）
・血壓上升
・心律不整

就減肥的角度來看，考慮咖啡因對睡眠造成的影響，我經常會指導學員不要在傍晚之後喝咖啡。至於咖啡因的量，一般認為只要一次的攝取量在兩百毫克以內，一天攝取量在五百毫克以內，就不必擔心其害處*51。兩百毫克的咖啡因約為兩杯咖啡，五百毫克約為四・五杯咖啡。

不過，咖啡因的影響也有很大的個人差異，我想二至四杯應該還不太需要擔心咖啡因造成的傷害。

平常習慣喝咖啡的人，理解咖啡因的害處也很重要。

35 早上攝取蜂蜜能夠防止吃太多

蜂蜜是我幾乎每天早上一定會吃的食物之一。而我在進行減肥指導的時候，也會建議學生吃蜂蜜。**早上攝取蜂蜜，能夠穩定一天的食慾，讓人更容易瘦下來。**

「低血糖」是導致食慾紊亂的一大原因。當血糖下降時，身體會為了擺脫缺乏能量的危機而刺激食慾，結果就是吃得太多。由於低醣飲食流行，愈來愈多人將血糖值升高的高血糖視為問題，但低血糖卻會因為缺乏能量而危及生命，所以身體就會為了排除這樣的狀況而採取緊急措施，其中之一就是增進食慾。雖然各位沒有發現，不過很多人都因為白天出現低血糖的狀況而吃得太多。

蜂蜜含有均衡的果糖與葡萄糖，而果糖就是為水果帶來甜味的成分。具體來說，蜂蜜的糖分有一半來自果糖[*53]。如果只有葡萄糖，血糖值容易急速上升，但加入了果糖之後，血糖值的上升速度就會趨緩。「GI值（Glycemic Index，升糖指數）」是顯示血糖值上升的容易程度的數值，五十五以下就屬於低GI食品，不容易使血糖值上升，而就實際數值來看，蜂蜜的GI值也只有三十二[*54]。換句話說，蜂蜜不僅能夠抑制血糖值急速上升，也能防止低血糖。

早上吃蜂蜜，容易穩定這一整天的血糖。舉例來說，上午會出現焦慮、無力感、異常飢餓等低血糖症狀的人，只要在早晨吃一茶匙的蜂蜜，就能使上午的低血糖症狀減輕。很多在工作中容易焦躁的人，都是因為不知不覺間陷入了低血糖的狀態，也有不少人回報，吃了蜂蜜之後「工作中的焦躁感就消失了」。

如果陷入低血糖的狀態，就會因為異常飢餓的關係，無論怎麼吃都無法滿足。上午低血糖，午餐就會吃太多；傍晚低血糖，點心或晚餐就會吃過量。所以，建議實際感受到低血糖症狀而吃太多的人，早上先吃一茶匙的蜂蜜。

除此之外，也有報告蜂蜜減重效果的論文[*55]。這是使用小鼠的實驗，比較餵食砂糖的小鼠與餵食蜂蜜的小鼠的體重，結果發現餵食砂糖的小鼠體重增加，但餵食蜂蜜的小鼠體重卻沒有增加。不僅如此，與既沒有餵食砂糖也沒有餵食蜂蜜的對照組相比，體重甚至還有減少的傾向。

換句話說，蜂蜜不僅能使血糖值緩慢上升，補充身體必要的能量，還具有體重不容易增加的優點。

此外，我在第一章也提到，睡前吃蜂蜜能夠大幅改善睡眠品質。因為夜間低血糖是導致半夜醒來、磨牙等睡眠品質下降的其中一項因素。簡單來說，就是血糖值在晚上睡覺時下降。而血糖值下降的結果，就是身體為了提高血糖值而亢奮，導致清醒與磨牙。據說做惡夢也是受到夜間低血糖的影響。

睡前的蜂蜜能夠改善夜間低血糖，提高睡眠品質，而睡眠品質的改善，也能幫助穩定白天的血糖值。

睡眠品質降低時，自律神經的平衡會受到破壞，關於血糖值平衡的荷爾蒙也會失調，導致血糖值的變動幅度增大*56。實際測量血糖值就會發現，比較睡眠時間七小時與四小時的情況，即使在同樣的時間吃同樣的食物，後者的血糖值的波動也比較顯著。此外，睡眠時間短也容易變成低血糖。

想必也有很多人經歷過，在睡眠不足的時候，因為食慾紊亂而吃得太多的情況吧？一般認為，睡眠時間短，抑制食慾的「瘦體素」就會減少，導致因為食慾增強而吃得太多，而就我指導時的經驗，我覺得睡眠時間造成的血糖值變動也有影響。

由此可知，蜂蜜會影響睡眠與血糖值，而睡眠與血糖值又會互相影響，因此如果可以的話，建議早晚都各吃一茶匙的蜂蜜。

36 每天必須睡7小時以上的3個理由

如果有人要我舉出一項為了變瘦，絕對要優先去做的事情，我肯定會說「睡覺」。前面已經提過，睡眠不足不僅影響了兒童的肥胖，也有許多成人受到睡眠不足的影響而瘦不下來。這不是我在誇張，我覺得睡眠是半數以上的人減肥不順利的原因。

睡眠不足導致難以變瘦的理由主要有三項。

- 因為食慾紊亂而吃得太多
- 代謝降低
- 活動量減少，消耗的熱量下滑

睡眠是減肥的關鍵，因此接下來將一一詳細解說。

・因為食慾紊亂而吃得太多

睡眠時間變短將導致食慾紊亂而吃得太多，這在減肥業界是有名的常識。其主要原因是關於食慾的荷爾蒙失調。**食慾主要與「瘦體素」及「飢餓素」這兩種荷爾蒙有關。**瘦體素是由脂肪細胞製造的荷爾蒙，能夠穩定食慾。至於飢餓素則是胃部製造的荷爾蒙，能夠增強食慾。換句話說，當瘦體素減少，飢餓素增加，食慾就會變得紊亂，導致吃得過量。

睡眠時間縮短正好會引起這樣的荷爾蒙變化。睡眠不足將減少瘦體素，增加飢餓素，使得食慾增強而吃得太多。

此外，睡眠不足也會引起疲勞造成的過食。當人類累積疲勞時，就會為了掩飾疲勞而進食。各位是否有過身體因為疲勞而發懶時，心想「今天就放縱一下」而吃太多的經驗呢？這就是疲勞造成的過食。不僅如此，也會引起前述因睡眠不足導致的低血糖所造成的吃得過量。

由此可知，睡眠不足時，食慾會因為各種理由而紊亂，讓自己吃下過多的食物。

・代謝降低

睡眠不足不僅會因為食慾紊亂導致攝取的熱量增加，也會因為代謝降低導致消耗的熱量減少。自律神經與荷爾蒙一旦失調，代謝就會變低。

當你的睡眠時間變短，身體就會緊張，提高交感神經的作用。當交感神經的作用增強時，代謝會暫時提升，消耗的熱量也會增加，但慢性睡眠不足終究還是會導致交感神經疲勞，最後降低代謝。感覺有點像是睡眠不足使得交感神經因為過度使用而失靈。

除此之外，睡眠不足也會導致過量製造**「皮質醇」**這種荷爾蒙。適度的皮質醇也能促進脂肪分解，幫助減肥。不過，一旦睡眠不足演變成慢性，製造出過量的皮質醇，就會分解肌肉，同時抑制脂肪的分解，導致代謝惡化。

長期睡眠不足就會變得容易疲勞，也與代謝惡化有關。代謝惡化表示無法順利地從吃下去的食物與脂肪製造能量。換句話說，就算有吃飽也容易變成能量不足。當然，能量不足食慾會變得紊亂，過度進食的情況也會增加。由此可知，持續性地慢性睡眠不足，將導致代謝低落，變得不容易瘦下來。

•活動量減少，消耗的熱量下滑

我想睡眠不足的隔天，不是因為過度亢奮而變得太有精神，就是因為異常疲倦而變得懶洋洋。睡眠時間短將導致交感神經緊張，陷入暫時性的亢奮狀態，但如果睡眠不足的疲勞強過交感神經，就會失去活動力。如果處在亢奮的狀態，隔天消耗的熱量可能會變多。不過，如果感覺到疲勞，即使沒有特別意識到，活動量也會減少，導致消耗的熱量下滑。

舉例來說，應該可以想像去買東西的時候如果很累，即使平常步行可達的距離也會想要開車。說不定連買東西都不會去。此外，就連在家裡稍微打掃一下或做其他家事時的動作都會變小。就算沒有意識到，活動量依然減少。

我平常都站著工作，但睡眠不足的時候，坐著或躺著的時間也會變長。雖然是微不足道的小事，但這些行動累積起來，就會成為熱量超標的原因。

由此可知，睡眠不足會從食慾與代謝這兩方面，對減肥帶來負面影響。

那麼，如果想要瘦下來，睡幾個小時才好呢？平均「七個小時以上」最為理想。最適當的睡眠時間當然因人而異，不過，即使無論睡眠時間多短都不會有問題的人，也最好能夠確保七小時躺下休息的時間。

為了找出適合自己的睡眠時間，請確認「睡醒的狀況」與「白天的睡意」這兩點。就算只睡六小時，如果睡醒時精神飽滿，白天也不覺得想睡，就可說是睡眠充足。不過，如果攝取了咖啡因，可能會被咖啡因的作用騙過去，因此必須注意。反之，即使睡了八小時以上，醒來時依然睡眼惺忪，白天仍然有睡意，那就可能是睡眠時間不足，或是睡眠品質不佳。

午後的輕微睡意是生理反應，不需要太過在意。但上午或傍晚出現睡意，那就必須考慮可能有睡眠問題。

總而言之，確保充足的睡眠能夠穩定食慾與代謝，對於減肥不可或缺，因此最重要的是請把睡七小時當成目標。睡不著的人，就算沒有睡著，只是躺著消除重力的影響也可以，請務必嘗試看看。

37 嚼口香糖是最棒的瘦身習慣

我在國中的時候，與當時交往的人約會時，會因為在意口臭而拼命嚼口香糖，有這種經驗的應該不只我吧？「Clorets」口香糖（編註：日本早期十分熱銷的口香糖品牌）從當時就請來男性與女性，拍攝強調預防口臭的重要性的電視廣告播放，對於多少想要降低女孩子的厭惡感的國中男生而言，想必是強大的助力。

讓我想到這段過去的口香糖，現在已經成為幫助減重成功的強大夥伴。以前為了不被女性討厭而活躍的口香糖，現在強力支援我的工作，一粒小小的口香糖，卻讓我感慨萬千。

話題再拉回來，各位知道口香糖具有減肥效果嗎？關於口香糖的減肥效果，在幾份研究報告中提到。**日本咀嚼學會雜誌刊登的論文中，提到了咀嚼能夠減少因進食而分泌的胰島素。**這份研究以健康的成年女性（十九至二十五歲）為對象，要求她們在飯前嚼口香糖，接著進行測量血糖值變動的「葡萄糖耐量試驗」，結果發現，嚼口香糖的人因進食而分泌的胰島素較少*60。這份論文做出了如下的結論：咀嚼以某種形式影響糖的代謝，因此抑制了胰島素的分泌，帶來減肥的效果。換句話說，或許可以期待咀嚼的效果與「低胰島素減肥法」相同。

過度分泌胰島素將促進脂肪累積。因此如果能靠著在飯前嚼口香糖抑制胰島素的分泌，減肥的效果就值得期待。在意血糖質與胰島素的人，必須尋找不讓血糖值上升的食物、確認食品的糖分等，如果只要在飯前嚼口香糖十五分鐘就能達到同樣的效果，沒有理由不執行吧？

此外，口香糖本身的熱量並不高。無糖口香糖平均一粒只有十幾大卡，就算是熱量較高的口香糖，也只有五十大卡左右。如果點心時間嚼口香糖就夠了，就能減少點心的熱量。倘若吃點心只是因為嘴饞，而不是真的想吃東西，試著用嚼口香糖取代甜點，不僅能夠抑制熱量，也能獲得滿足感。

再者，咀嚼也能促進穩定食慾的血清素分泌。所以**如果白天有嚼口香糖的習慣，也能防止壓力性暴食**[*61]**。**

由此可知，嚼口香糖能夠抑制胰島素的分泌，減輕壓力性暴食的效果可期，平常養成嚼口香糖的習慣就會更容易瘦。當然必須注意不能吃太多，但如果吃點心只是因為嘴饞，更是要試著改成嚼口香糖看看。口香糖可說是任何人都能輕鬆實踐的最佳瘦身習慣。

38 不坐下的習慣能夠大量增加脂肪燃燒

「坐著的時間愈長，死亡風險愈高。」

各位聽到這句話有什麼感想呢？實際上，許多研究都發現，坐著的時間變長會增加死亡的風險。根據澳洲的van der Ploeg等人進行的研究，相較於一天坐下的總時間未滿四小時的成人，比起坐著的時間四至八小時、八至十一小時以及十一小時以上的成人，即使以其他方式活動身體，依然是坐愈久死亡風險愈高*62。

坐辦公桌的人，如果配合工作，一天坐八小時以上是家常便飯吧？實際上，早稻田大學運動科學學術院的岡浩一朗教授就指出，「以四十至六十四歲的日本人為對象進行調查發現，一天平均的總坐下時間為八至九小時」*63。

事實上，坐太久就是造成肥胖的原因。

就如同我在序章提到的，遺傳因素造成的肥胖只占全體的三成。確實有人天生消耗的熱量比較少，這些人與其他人相比就不容易瘦。不過，因為遺傳而不容易變瘦，並不代表絕對無法瘦下來，頂多只是比較難瘦而已，只要在生活多花點心思就能瘦。大多數的人不容易瘦，不是因為天生的體質，而是受到後天生活習慣對體質的影響。換句話說，只要改變日後的生活，體質也能跟著改變。

導致後天獲得難瘦體質的最主要因素就是「自律神經」。一旦自律神經的作用變差，脂肪就無法燃燒，變得不容易瘦。各位聽過「蒙娜麗莎（MONALISA）症候群」嗎？MONALISA是Most Obesity Known Are Low In Sympathetic Activity的字首，推測瘦不下來的原因，就是自律神經中的交感神經作用衰退。

而事實上，造成這種交感神經衰退的蒙娜麗莎症候群的最主要原因，就是平常坐太久。

如同前述，日本人坐著的時間很長，因此導致交感神經失靈而不容易變瘦。的確，我在進行減肥指導時，也有很多人讓我覺得「他的交感神經似乎作用變差了……」。

舉例來說，坐在辦公桌前幾乎不活動身體，假日也在家裡發懶，完全沒有從事任何會喘的運動，習慣吃零食吃個不停，這樣的人幾乎毫無疑問地都有交感神經作用變差的問題。各位應該可以想像，長時間維持相同的姿勢時，呼吸與心跳等都不會變亂。由於完全不會使用到自律神經調節之類的機能，所以簡單來說，自律神經就因為偷懶而衰退了。

此外，慢性睡眠不足與壓力等，對身體造成過度負擔的情況，也會導致交感神經難以運作。

交感神經因為疲勞而無法正常發揮作用。

由此可知，為了打造脂肪容易燃燒的易瘦體質，花點心思減少坐著的時間，提高交感神經的作用非常重要。

話雖如此，就現狀來看，坐辦公桌的人應該很難減少坐著的時間吧？這種情況，即使只是每十五分鐘活動一次身體，也能刺激自律神經。舉例來說，就算只是在坐著的情況下踮腳尖、轉動身體也很足夠。如果可以的話，每十五分鐘左右站起來一次最好，如果有困難，就請時常活動身體吧！

此外，即使在家裡，花點心思減少坐著的時間也很重要。具體來說，在看電視、滑手機的時候站著就很有效。附帶一提，我在書房使用站立桌，除了拍YouTube用的椅子之外，沒有放其他椅子，幾乎一整天都站著。雖然我覺得各位沒有必要做到這種地步，但即使忙到沒有時間也花點心思減少安靜坐著的時數，就能刺激自律神經，使燃燒的脂肪倍增。就算從一天十五分鐘開始也好，與其每個禮拜去幾次健身房，不如從減少坐下的時間開始吧！

39 調整腸道環境

我想「腸道環境」是個一般人都知道的詞彙，就連沒在減肥的人也聽過。這個詞彙被使於有關健康的雜誌、書籍以及電視節目等各種場合。事實上，在我寫這本書的二〇二一年七月，連上日本亞馬遜以「腸道環境」為關鍵字搜尋，就可以找到六百零七本書。會出現這麼多的資訊，就代表懷著腸道煩惱的人也有這麼多。

老實說，我進行減肥指導的學員，有半數抱持著便祕、腹脹等關於腸道環境的煩惱。「雖然想瘦下來，但是更想解決便祕問題」的學員也不少。

腸道環境與減肥乍看之下似乎無關，但其實大有關係，腸道環境調整好之後就順利減肥的情況也不少。

人類的腸道（主要是大腸）棲息著約一千種腸內細菌。無數腸內細菌相互作用，建立腸道中的環境。各位聽過好菌與壞菌嗎？這就是腸內細菌的種類，簡單來說，對身體產生有益作用的是好菌，對身體產生有害作用的就是壞菌。

好菌與壞菌的平衡打造了腸道環境，一般所說的腸道環境平衡就是好菌較多的狀態，腸道環境失調則是壞菌較多的狀態。壞菌多會導致腸道的運作變差，排便狀況也會惡化，容易引起腹脹、放屁變臭等問題。

排便顏色變黑是腸道環境變差後容易發現的變化之一。大便通常是接近黃色的褐色，但壞菌變多時，就會變成接近黑色。

好菌與壞菌的失衡除了造成便秘之外，也會對減肥帶來重大影響。

據說打造腸道環境的腸內細菌，影響了身體的各種機能*64。譬如以下這些問題：

・心情

・發炎性腸道症（ＩＢＤ）

・肥胖、代謝症候群

・甲狀腺疾病
・癌症

這些問題當中，與本書主題「減肥」有關的是肥胖與代謝症候群，據說腸道環境不佳就會吸收多餘的熱量。簡單來說，就是從吃下去的食物當中吸收超出必要的脂肪。此外，如果腸道環境不佳導致腸內發炎，也容易產生胰島素阻抗。當胰島素阻抗增強時，體內就會分泌過多的胰島素，身體變得無法順利處理糖分，於是就容易變胖。

由此可知，腸道環境會影響包含肥胖在內的各種健康狀態。

此外，腸道環境的狀態也會透過荷爾蒙影響食慾。腸內關於食慾的荷爾蒙有「ＧＬＰ－１」、「ＰＹＹ」、「ＣＣＫ」等等。可以推測，當腸道環境平衡時，這些荷爾蒙會正常分泌，食慾也能夠穩定，而現在已經發現，荷爾蒙中的ＰＹＹ會受到腸道環境的影響*65、66、67。

ＰＹＹ是ＹＹ肽（peptide YY）的簡稱，屬於腸內製造的荷爾蒙。血液中的ＰＹＹ在飯後十五分鐘以內增加，約六十分鐘後達到顛峰，並且在血液中殘留五至六小時。

根據Rachel L Batterham進行的研究指出，注射ＰＹＹ之後，在自助百匯用餐的食量減少了三成。此外，比較BMI數值二十七以上的肥胖組與BMI數值未滿二十三的苗條組也發現，前者的PYY較少。

考量這些因素，可以推測「腸道環境惡化導致PYY減少→食慾變好→肥胖」是很有可能的機制。當然，排便不順也會導致腸內環境惡化。換句話說，順暢排便的習慣與食慾及減肥有很大的關係。

你會吃太多說不定是因為腸道環境失調，為了能夠瘦下來，你首先必須獲得的或許是順暢排便的習慣。

40 為什麼早晨伸展能變瘦？

伸展是我持續二十年以上的習慣之一。這不是什麼多了不起的事情，我從國中左右開始，就幾乎每天都會伸展。多虧了這項習慣，原本身體僵硬的我，現在也能夠在劈腿的狀態下，將胸部貼到地板。

提到減肥運動，大家想到的都是肌力訓練或有氧運動吧？但我最推薦的運動是伸展。**早晨伸展是比肌力訓練或有氧運動更好的瘦身習慣。**我推薦早晨伸展的理由有以下三項：

- **穩定食欲**
- **提高代謝**

・穩定食慾

早晨伸展能夠穩定一整天的食慾。如果採取早晨伸展這項健康的行動，就能在無意識當中過著健康的生活。

大家聽過「**促發效應（priming effect）**」嗎？這是個在心理學領域使用的詞彙，意思是前面的刺激會促進或抑制後面的行動。簡單來說，接下來的行動會受到前面做了什麼影響。

早晨從事伸展這項健康的運動，就能發揮促發效應，讓自己在無意識當中過著健康的生活。譬如午餐會選擇健康的菜色、外出的時候以走路取代開車。各位想必也有過相反的經驗吧？早上睡回籠覺，又吃了好像對身體不好的泡麵，當天往往飲食生活紊亂，懶懶散散地度過一天。

進行這種大幅影響一天生活的早晨伸展，既不花時間，也能穩定一整天的食慾，是最佳的瘦身習慣。

• 提高代謝

各位聽到伸展會提高代謝，或許會覺得「怎麼可能」。但實際上，早晨伸展真的能夠使代謝提高。請把這裡所說的代謝想成消耗的熱量，換句話說，早晨伸展就能增加熱量的消耗。

各位應該可以想像，早上起床時身體會變得僵硬吧？在這種狀態下，無論步行還是活動身體的幅度都會變小。舉例來說，髖關節在早晨也不靈活，因此在這種狀態下走路，步幅就會比較窄，消耗的熱量當然也會減少。反之，如果早上透過伸展提高身體的柔軟度，一早就能跨大步走路，消耗的熱量也會提高。

當然，也有人會覺得如果身體變得柔軟，動作就會更有效率，消耗的熱量也會減少。但即使如此，能夠更有效率地行動也表示其他的活動跟著增加，消耗的熱量還是會變多。這雖然是我個人的意見，但我認為代謝仍舊會提高。

• 雕塑身形

無論減去多少體重與體脂，如果身材不好依然不會開心吧？但是很多減肥的人都懷著這樣的煩惱。譬如「ＢＭＩ明明只有十八，腿卻很粗」、「體脂肪只有20％，肚子卻還是這麼大」。其實多數關於身形的煩惱，都能靠著提高身體的柔軟度改善。

身形不好的原因，多半在於姿勢與身體的使用方式錯誤。我想各位都可以想像駝背會讓身形變差。此外如果身體的使用方式錯誤，過度使用大腿前側或側面等部位的肌肉，也會導致肌肉僵硬、腿變粗。這些姿勢與身體使用方式的問題，很多都是身體僵硬造成的。

舉例來說，前胸的肌肉僵硬，就會造成肩膀內縮與駝背。而脊椎僵硬，幫助身體與手腳順利活動的「深層肌肉」就會難以發揮作用，導致因為過度用力而破壞姿勢，肌肉也會變得緊繃。

早晨伸展能讓身體變得柔軟，姿勢變得更好，動作也會變得更順暢，不容易引發多餘的肌肉緊繃。

由此可知，早晨伸展也能讓身形變得更優美。

41 午睡15分鐘能夠抑制熱量

我讀高中的時候參加的社團是棒球隊。到了暑假，一早去球隊報到是每天的固定行程，但我們是升學高中，社團活動只能半天。我度過暑假的最佳方式之一就是「在社團活動揮灑大量汗水，回家沖澡吃涼麵，在涼爽的冷氣房裡睡午覺」。為了消除一早運動的疲勞，讓下午的活動更有效率，睡午覺是不可或缺。

或許也是受到當時的經驗影響，過了將近二十年後的今天，我依然每天一定要睡午覺。不管晚上的睡眠時間長短，我絕對要躺下來午睡。雖然我一定會在十五分鐘以內起床，但午睡已經成為我在生活中不可或缺的習慣。

午睡被認為有各式各樣的健康效果*[70、71]。譬如以下舉出的這些例子：

- 提升記憶力
- 穩定情緒
- 加強免疫功能
- 提高學習能力
- 強化運動表現

但另一方面，也有報告顯示，頻繁的午睡會增加高血壓、血管疾病、憂鬱症、糖尿病、骨質疏鬆症等疾病的風險*[72]。不過這只限於高齡者、反覆一小時以上長時間午睡的人，我想應該與十五分鐘以內短時間午睡的人無關。

其實，被證實有各種健康效果的午睡，對於減肥似乎也有效果。

睡意與疲勞是吃太多的原因之一。如果身體疲倦、想睡覺，就會為了想要掩蓋過去而過度進食。此外，陷入這種狀態時，腦（前額葉）的作用也會變差，導致失去冷靜判斷的能力而吃得太多。即使平常可以冷靜地判斷「再繼續吃會過量」、「這個熱量很高，最好不要吃」的人，也會因為睡意與疲倦而覺得「算了」，不再制止自己。

短時間的午睡，就是防止這種因為睡意與疲倦而過食的方法。短短十五分鐘的午睡，能夠消除睡意與身體的疲勞，幫助食慾穩定下來。

實際上，根據日本中央大學進行的研究，請大學一年級生趴在桌上午睡十五分鐘，與沒有午睡的人相比，下午一點至六點之間的睡意明顯減少了*71。只是趴著而不是躺著，而且只睡短短的十五分鐘，就能減輕午後的睡意。下午尤其給人午茶時間的印象，也有很多人平常習慣吃甜食。這段時間有沒有睡意，也會改變點心的攝取量。短時間的午睡能夠抑制因午後睡意產生的食慾，減少透過點心攝取的熱量的效果值得期待。

那麼，具體來說午睡該怎麼睡呢？最理想的午睡是躺在床上睡十五分鐘。我就是這麼做的，午餐後休息一下，如果產生睡意就躺在床墊上睡五至十五分鐘。躺著會消除重力的效果，因此能夠放鬆身體，提高午睡的效果。

不過讀者當中應該也有人不可能躺著午睡吧？這種情況下，如同前述日本中央大學進行的研究那樣，趴在桌上睡也可以，如果連趴著睡都有困難，那麼只在廁所打盹五分鐘也有效果。雖然最好能夠躺著睡，但總而言之只要能夠讓大腦休息即可。

此外，不要睡太久也是重點。我之所以會設定十五分鐘的時間，是因為如果睡到三十分鐘這麼久，就會進入深度睡眠，這時起床就會變得很困難。而且睡醒之後不要說神清氣爽了，腦袋甚至還會變昏沉，反而想要吃點什麼東西。基於這些理由，建議午睡最好安排在午餐後，而且不要超過十五分鐘。

尤其是忙到睡眠時間不滿七小時的人、下午總是忍著睡意工作的人，短時間的午睡真的效果很好，請務必實踐看看。

42 晚餐前休息5分鐘能夠防止暴食

就算早餐午餐有吃飽，晚餐還是會吃太多，很多人都有這樣的煩惱。這與傍晚因為工作、家事、育兒導致身心俱疲有關。此外，像我這種幾乎每天喝酒的人，也會在酒精的影響加乘下而吃得太多。實際來看，我吃太多的時候幾乎都是晚上。

為了防止晚餐或晚餐後的過食，必須思考「為什麼晚餐會吃太多？」而晚餐吃太多的原因主要有以下三點：

· 低血糖

· 身體的疲勞

・低血糖

晚餐在正餐當中，也特別容易與前一餐（午餐）間隔較久。舉例來說，如果早上七點吃早餐，中午十二點吃午餐，早餐與午餐之間只隔五個小時。但如果中午十二點吃午餐，晚上七點吃晚餐，中間的間隔就會變成七小時。

此外，就荷爾蒙的規律來看，傍晚也是血糖特別容易降低的時段。血糖值由透過飲食攝取的碳水化合物與體內製造糖分這兩項因素控制。後者又受到荷爾蒙控制，而下午四點左右維持血糖值的荷爾蒙減少，因此血糖值就容易下降。

如果在傍晚低血糖的情況下直接吃晚餐，就會因為心浮氣躁而狼吞虎嚥，最後就因為吃得太快而導致吃得太多。

基於這些理由，如果傍晚出現無力感、焦慮、頭痛等低血糖的症狀，晚餐又吃得太多，就必須懷疑是低血糖導致的過食。這時候，請在下班後到晚餐之間補充飯糰之類的醣類，藉此改善低血糖，就能防止晚餐過食的狀況。

・身體的疲勞

我們從早上開始持續活動到傍晚，因此傍晚也容易身體疲勞。人類的身體一旦承受重力的壓力，就會對肌肉與心臟等造成負擔。因為支撐體重需要使用肌肉；而為了抵抗重力維持血壓，心臟必須努力運作。

所以傍晚當然比躺著休息後的早晨累積了更多的身體疲勞，這麼一來就會為了掩飾疲勞而暴食。你有沒有過在疲倦的時候莫名想吃東西，而且最後真的吃了的經驗呢？這就是為了暫時掩飾疲勞的行動。

如果在傍晚覺得疲勞而導致晚餐吃太多，建議躺著休息五分鐘也好。時間不長也無所謂，只要消除重力的影響，就能使肉體從疲勞狀態稍微恢復，避免不受控制地大吃。所以如果傍晚明顯覺得疲倦導致晚餐吃過量，請稍微花點時間躺一下再吃飯，五分鐘也無所謂。

・腦的疲勞

此外，傍晚除了身體之外，大腦也容易疲勞。人腦在反覆進行費神的思考動腦作業時，腦（前額葉）的血流量會減少，專注力也會變差*73。這種狀態稱為腦疲勞，而**傍晚就是容易引起**

腦疲勞的時段。

生活當中總是必須思考判斷。譬如「今天要穿哪件衣服」、「午餐要吃什麼」、「這項工作該先做還是該後做」等等，據說人一天會做出三萬次以上的判斷。而判斷的次數愈多，腦就愈疲憊，判斷力也會愈差。這種狀態稱為「決策疲乏」。而決策疲乏就是這裡所說的腦疲勞。

據說補給醣類食物是消除腦疲勞的有效方法*74。低血糖會增加腦疲勞，因此補充醣類就能從腦疲勞的狀態下恢復。所以，**如果因為腦疲勞導致晚餐吃太多，那麼就和低血糖的對策一樣，在傍晚吃晚餐之前補充飯糰能夠有效解決。**此外，閉眼睛也能有效改善前額葉的血流，現在已經發現閉眼能夠從決策疲乏的狀態下恢復*73。

由此可知，如果晚餐吃太多，建議在傍晚補充飯糰並休息五分鐘。

43 餐點裡加入硬的食物

「吃飯時要細嚼慢嚥。」

這是我小時候常被告誡的話，我自已也經常這麼提醒女兒、兒子。應該沒有任何人反對吃飯時要細嚼慢嚥吧？但咀嚼就是知易行難。

我自己直到二十多歲為止，幾乎可說是完全沒有意識到咀嚼這件事。但自從我開始學習關於健康的知識，理解到咀嚼的重要性之後，就把每餐換成糙米飯，並且有意識地一口嚼三十下，現在已經變成如果不仔細咀嚼就無法吞嚥了。後面巷也會提到，仔細咀嚼也讓我實際感受到食量減少之類的健康效果。細嚼慢嚥唯一的缺點頂多就是吃飯速度太慢，跟別人一起吃飯時不太好意思。除去這項因素，我覺得自然養成咀嚼習慣只有好處沒有壞處。

吃飯時的咀嚼次數多，有許多值得期待的減肥效果。

舉例來說，咀嚼次數多的時候，飽食中樞受到刺激，更容易獲得滿足感，因此食物的攝取量容易減少。這點也已經得到一些研究的證明。

鹿兒島純心女子大學照護營養學系以健康的女學生為對象進行研究，比較咀嚼二十次與咀嚼四十次這兩項條件下，分別攝取的熱量與滿足感，結果發現咀嚼二十次的組別所攝取的熱量，比咀嚼四十次的組別高了10・8%[*75]。

咀嚼能夠刺激腦內的飽食中樞，讓身體發送用餐結束的訊號，停下吃個不停的動作[*76]。細嚼慢嚥的用餐時間雖然會拉長，但是吃飽的時間較早，因此可以在恰到好處的時間點獲得滿足並結束用餐。

由此可知，平常如果有細嚼慢嚥的習慣，就有可能壓低用餐攝取的熱量。

此外，如果說咀嚼的行為也有提高代謝的效果，各位會覺得驚訝嗎？事實上咀嚼提升代謝、提高熱量消耗的效果也值得期待。

具體來說，現在已經發現咀嚼能夠促進分解脂肪的自律神經運作。此外也已經知道咀嚼能夠抑制中性脂肪的合成。換句話說，愈咀嚼脂肪的分解就愈容易，合成則愈困難。

再者，大家聽過「攝食產熱效應（ＤＩＴ）」嗎？這是用餐時消耗的熱量，占了總消耗熱量的一成。攝食產熱效應也與咀嚼有關，咀嚼次數愈多，用餐消耗的熱量愈高。

而除了睡眠不足會導致「瘦體素」減少、食慾增加之外，咀嚼也會影響瘦體素，咀嚼次數愈少的人，瘦體素的作用也可能愈差。瘦體素不僅會抑制食慾，也具有透過自律神經提升代謝的作用，因此咀嚼次數少也會導致瘦體素提升代謝的效果低落。

由此可知，咀嚼不僅能夠抑制食慾與攝取的熱量，提升代謝與增加熱量消耗的效果也十分值得期待。

但我想實際情況是，就算理性上理解咀嚼的好處也很難實踐。如同前述，我直到二十多歲以前都沒有細嚼慢嚥的習慣。接受我減肥指導的學員，也有很多人不擅長咀嚼。我在至今為止的減肥指導中，為了增加咀嚼次數而下了不少工夫，在此就介紹其中幾項。

第一個方法是嚼口香糖。在通勤或做家事時養成嚼口香糖的習慣，就能強化咀嚼力，更容易增加用餐時的咀嚼次數。很多用餐時不咀嚼的人都抱怨「咀嚼很累」，也有很多人因為咀嚼力差而不咀嚼。這些人透過嚼口香糖鍛鍊咀嚼力，就能增加咀嚼的次數。

第二個方法是把白飯換成糙米飯。如果餐點較硬，不細嚼慢嚥就會很難吞下去，因此能夠強制增加咀嚼次數。不喜歡糙米的人，在白飯裡混入押麥或糯麥也有效果。總而言之，在餐點中加入不咀嚼就無法吞嚥的食物，就能強制增加咀嚼的次數。

由此可知，嚼口香糖、在餐點裡加入硬的食物這兩個方法，都能有效增加咀嚼次數，打造易瘦體質，因此請務必實踐看看。

44 戒掉手機打造苗條腦

你在一天當中使用手機的時間有多長呢？如果用的是iPhone，可以透過「設定」的螢幕使用時間項目，確認自己使用手機的時間。我一天平均使用手機的時間竟然高達十三小時。這當然也是因為我的工作幾乎都在手機上進行，但老實說我有點驚訝。

手機對我來說只是工作的工具，但手機也能拿來經營社群網站、玩遊戲、查資料等，對於日常生活已經變得不可或缺。即使在電車中，多數的人也一直在滑手機。手機對於活用這些空檔時間非常有幫助。但如果我說，其實減少這些使用手機的時間有助於減肥，各位是否覺得驚訝呢？

手機對於減肥造成不良影響的理由主要為以下四項：

・引起腦疲勞
・成癮
・妨礙睡眠
・產生不安與焦慮

如果因為手機而引發這四種現象，就會對減肥帶來不好的影響。

・引起腦疲勞

只要滑手機就會知道，新的資訊會接二連三不斷地進來。尤其社群網站上每天都會有人上傳好幾萬、甚至好幾百萬則內容，因此打開ＡＰＰ就會得到大量資訊。不過，大腦能夠處理的資訊有一定的上限，處理愈多資訊就會愈疲勞，判斷力也會下滑。換句話說就是發生腦疲勞的現象。

如果因為使用手機而沉浸在大量的資訊當中，導致腦疲勞發生，掌管理性的前額葉作用就會變差，於是就會聽從本能進食。

現在的環境即使沒有手機，也會接收到大量資訊，容易引起腦疲勞，而使用手機更是會導致腦疲勞加速，因此攪亂食慾。

・成癮

說到成癮就會想到賭博與藥物不是嗎？其實手機，尤其社群媒體，也會以和賭博類似的機制導致成癮。

人腦的成癮機制與被稱為「獎賞系統」的部分有關。而多巴胺這種荷爾蒙在獎賞系統中掌握了成癮的關鍵。以柏青哥成癮為例，絕大多數的人在去打柏青哥之前，想必都抱持著「今天說不定會贏」的期待。有這種期待時，腦內就會分泌多巴胺。如果實際上真的在打柏青哥時贏了，多巴胺更是會大量分泌。這時候大腦就會覺得「果然柏青哥如預期般賭贏」，於是下次想去打柏青哥時，就會分泌比上次更多的多巴胺，對於柏青哥的期待也會更高，於是就會實際行動。這就是成癮的機制。

其實社群媒體也會引發這樣的現象，譬如在IG上發表照片時，就會期待「這張照片說不定能夠得到許多讚」。這就和去打柏青哥時期待「今天應該會贏」一樣。如果得到的「讚」真的很多，大腦就會分泌多巴胺，開啟IG的次數也會增加。

關於多巴胺，我在第二章體重計的部分也提過，如果在社群媒體上過度使用多巴胺，就會變成刺激不夠強烈就無法滿足，因此為了獲得滿足必須吃許多重口味的食物，換句話說就是會吃太多高熱量的東西。

・妨礙睡眠

晚上滑手機不僅會導致睡眠時間變短，睡眠品質也會惡化。因為手機會破壞荷爾蒙與自律神經的平衡。手機螢幕發出的藍光，會抑制關於睡眠的荷爾蒙「褪黑激素」的分泌，一般而言，夜晚褪黑激素會增加，讓人進入睡眠模式，但如果在睡前滑手機，褪黑激素就無法分泌，睡眠也會變淺。

此外，查閱社群媒體或網路新聞時，大腦也會變得亢奮。各位有沒有過在看社群媒體時，覺得「這個人這麼努力，我也得努力才行」、「在相同時期開始減肥的人已經瘦這麼多了，我到底在幹嘛？」、「某某朋友和家人看起來過得這麼幸福，我卻連男朋友都沒有」，而產生情緒波動的經驗呢？如果這樣的情緒波動在夜晚發生，就會因為亢奮或不安而睡不著。

基於這些理由，晚上滑手機會對睡眠造成不良影響。因此至少從就寢的一小時前就不要滑手機，也不要把手機帶進寢室裡。

・產生不安與焦慮

就如同前面說的，透過社群媒體確認他人的狀況，將強化不安與焦慮。於是為了排解不安而不受控制地大吃，或是因為焦慮而從事勉強自己的飲食限制或運動，最後導致復胖。

我懂那種看到別人一切順利而產生不安與焦慮的心情。我在無法陪家人的時候，如果看到朋友上傳和孩子一起去公園玩的照片，也會覺得「唉，我到底在幹嘛」。但各位要知道，透過社群網站只能看見對方好的一面，文章與照片的背後有著許多辛苦。

舉例來說，看似減肥順利的人，也有不少在私底下因為過食而煩惱。事實上，也不只一、兩次有粉絲數超過一萬人以上的網紅來找我諮詢「我在社群媒體上備受期待，所以無法停止減肥，但其實我因為壓力而有過食的問題」。

由此可知，看社群媒體會導致不安與焦慮，最好盡量減少使用時間，或是不要追蹤會導致情緒波動的人。

45 使用計步器

我在二十多歲時，會使用計步器計算一天的步數。當時必須將計步器別在褲子上，但現在使用手機或是手錶就能測量，真的變得很方便。

話說回來，你掌握了自己每天行走的大致步數嗎？我少則六千步，多則一萬五千步以上，平均大約走超過一萬步。大家說到減肥，重視的往往是肌力訓練或有氧運動，但做到前面所說的「減少坐下的時間」之後，增加日常生活中的步數就很重要。至於肌力訓練或有氧運動等，在你做到減少坐下的時間與增加步數後，有多餘的心再去進行即可。

減肥需要的運動不是鍛鍊多餘肌肉的肌力訓練，而是增加在生活中使用肌肉的場合。你或許會想「咦？這有什麼不一樣？」但兩者截然不同。

舉例來說，使用槓鈴的臥推，就是前者鍛鍊多餘肌肉的訓練。臥推能夠訓練胸大肌，使胸部變大，增加肌肉量。不過，胸大肌在日常生活中的使用機會，並沒有多到需要使用槓鈴增加負荷來訓練。

當身體有多餘的肌肉，就會為了避免浪費能量而將肌肉減少。因為肌肉是容易消耗能量的組織，如果多到超出必要，就會助長能量不足。一旦停止臥推訓練，就算是努力鍛鍊出來的胸大肌，也會因為缺乏刺激而變少。因為日常生活中沒有其他動作能像臥推一樣給予胸大肌這麼多的刺激。換句話說，如果希望胸大肌增加、身形變瘦並維持這樣的狀態，就必須持續透過臥推給予胸大肌刺激才行。

當然，就如同「肌肉記憶」這個詞彙，即使暫時停止肌力訓練，訓練的效果也不會歸零。不過，各位應該可以想像，如果靠著肌力訓練瘦下去，不持續訓練就無法維持狀態吧？

這就是私人訓練會復胖的其中一項理由。雖然在接受私人訓練的期間，定期從事艱辛的運動，但同樣負荷的運動，在訓練期間結束之後想必就很難繼續。如果靠著劇烈運動變瘦，那麼除非持續同樣劇烈的運動，否則也無法維持體型。

基於上述理由，我推薦的是即使到了六十歲依然能夠持續，或是在十年後也能繼續從事的運動。減肥不是暫時性的活動，所以除非靠著不管到了幾歲都能持續的方法瘦下來，不然一定會復胖。飲食也一樣，如果希望一輩子保持苗條的狀態，就必須採取能夠持續一輩子的方法才行。換句話說，不是靠著去健身房運動變瘦，而是將運動當成日常生活的一項習慣來增加運動量。

只要是在十年後能夠輕鬆持續的運動，無論是伸展還是肌力訓練都可以保持苗條，而我最推薦的是走路。

除非因為受傷而無法走路，否則走路不管到幾歲都能持續。只要增加走路的步數，就足以瘦下來。第一，增加走路步數就代表縮短靜止不動的時間。結果就如同前面所說的，自律神經得到鍛鍊，燃燒脂肪的能力也跟著提高。此外，步數愈多消耗的能量當然也愈高。實際上，根據Catherine B Chan進行的研究，步數還與ＢＭＩ有關，平均步數為6490±317的組別ＢＭＩ最高，達到30．4±0．7，而平均步數7891±439的組別ＢＭＩ最低，為28．2±0．7[*77]。這是海外的研究結果，所以ＢＭＩ偏高，但我想日本人的步數目標應該也差不多，如果能以一天八千步為目標最好。

不過，要求一天只走兩千步的人一下子就把目標擺在八千步太過勉強。因此我在進行減肥指導時，請學員總之以比現在多一成的步數為目標逐漸增加。此外，外出散步會增加持續的門檻，因此在室內踏步也完全沒有問題。建議剛開始先在看電視或滑手機時站著踏步，如果有多餘的心力再外出散步增加步數。

使用計步器測量步數就是提升脂肪燃燒的關鍵。

46 每天一次深蹲

「我也知道運動比較好，但是既沒有時間，也無法持續」我至今為止已經不知道接受過幾百次這樣的諮詢。就如同前面所說的，無論飲食還是運動，如果無法持續，減肥都只會成為暫時性的活動，最後還是會復胖。

我自豪的優點就是相較之下擅長持續已經開始的習慣。舉例來說，早晨的伸展已經持續二十年以上，早上從事簡單的有氧運動也有三年以上，這些運動幾乎都每天持續進行。此外最近這三個月，除了週日之外每天早上都去健身房進行肌力訓練。如果我告訴別人這些事，別人就會對我說「你的意志力真堅強」，但不是這樣的。運動能否持續靠的不是意志力，關鍵在於是否能夠養成習慣。

減肥的人多數對於持續運動感到棘手，而且認為無法持續是因為自己意志力薄弱。然而實際上，運動無法持續與意志力薄弱無關，而是方式有問題。

我推薦所有減肥的人讀《驚人習慣力》這本書[*78]。這本書由史蒂芬・蓋斯（Stephen Guise）撰寫，雖然本身不是一本減肥書，但我認為裡面提到了減肥的本質。蓋斯寫道「為了讓行動變成習慣，重點在於無論如何每天都要達成目標」。為此，盡量將目標縮小非常重要。

舉例來說，各位不覺得每天深蹲一百次似乎很難持續嗎？就算可以持續個幾天，如果工作忙碌沒有時間，也會有無法達成的日子。而且即使努力了幾天，只要有一天沒做到，就很有可能在不知不覺間放棄。**反之，如果目標是每天深蹲一次呢？這麼一來不管多麼忙碌、身體狀況多差，似乎都能達成。**

這本書的主張就是，為了讓行動成為習慣，重點就在於總之將目標設定得較小，並且每天確實做到。

不過，這時想必也有很多人抱持著疑問。

「運動量這麼少，就算做了應該也不會瘦吧？」

會這麼想的人應該占了大半。的確，就算一天深蹲一次也不會增加肌肉量，消耗的熱量也幾乎沒有改變。老實說，如果真的每天只做一次深蹲，不多也不少，我想不管過了一年還是十年，應該都不會變瘦。**然而實際上，一旦養成深蹲一次的習慣，也會出現只做一次不夠的日子，當深蹲成為每天的習慣之後，次數自然會逐漸增加。**

我想各位都有經驗，做某件事情時，剛開始的第一次最花力氣。然而一旦開始，就會比自己所預期的還要持續更久。舉例來說，雖然覺得「今天真不想出去走路……」，但還是總而言之出門看看，結果出乎意料地愉快，結果就這樣走了一個小時等等。

無論如何只要先開始第一次，就能啟動開關持續下去，這就是人類的特質。減肥的運動也一樣，只要養成做第一次的習慣，自然就能持續進行超過目標所定之一次以上的運動。

任何運動都能設為目標。但請找絕對能夠達成，而且無論在雨天還是旅行當中都能進行的項目。總而言之，持續達成目標最重要，不管什麼種類或是做幾次都沒有關係。請設定一個就算忙碌、身體狀況不佳都能達的目標。

我指導學員時，經常要求他們「每天深蹲一次」。深蹲不需要工具，也不挑地點，不管多麼忙碌、身體狀況多差，都能當成習慣進行，甚至可以在刷牙或用餐前後實施。仰臥起坐當然也可以，但仰臥起坐必須躺著，門檻就稍微高了一點。

不可思議的是，養成每天深蹲一次的習慣後，就逐漸能夠持續每天做三十次、四十次。此外，很多人除了深蹲之外也開始從事其他運動，譬如天氣好的時候去健走，或是做仰臥起坐等。

各位聽到深蹲一次，或許會覺得「這樣也算運動嗎……」。但實際上，每天深蹲一次的習慣也能促使你從事其他運動，帶來莫大的成果。

如果覺得自己意志力薄弱，請務必從每天一次深蹲開始。

47 最好喝點酒

「喝酒是不是就很難減肥？」

這也是經常有人在社群媒體上問我的問題。對此我的回答是「除非酒精中毒，否則沒有戒掉的必要」、「每天喝酒也能瘦」、「酒也是看你怎麼喝」。

實不相瞞，我自己幾乎每天喝酒，而且量也多達一瓶紅酒的程度。所以我很清楚酒精的弊病，知道喝酒會胖的理由，反之也掌握了喝酒也能瘦的訣竅。老實說，愛喝酒的人與其戒酒累積壓力，還不如邊喝酒邊減肥。當然，如果只考慮身體的健康，或許戒酒還是比較好……。

為了喝酒也能瘦下來，首先必須理解喝酒會胖的理由。各位記得我在第一章提到的，因為喝酒而發胖的理由嗎？那就是「受到酒精影響而吃太多」以及「酒喝得太多」這兩項。在此進行簡單的解說順便複習。

喝酒會導致血糖值下降，掌管理性的大腦前額葉的機能也會下滑，於是就會吃得過量。當然，如果飲酒過食持續下去，就會因為熱量超標而變胖。因此我才會建議「喝酒前先吃飯糰，避免血糖值降低」。

此外，酒精進入體內之後，身體比起代謝碳水化合物與脂質，也會以分解毒性高的酒精為優先，於是就會因為代謝變差而不容易變瘦。

由此可知，如果因為喝酒導致食慾紊亂，或是飲酒過量降低代謝，就會變得容易發胖。

那麼，該怎麼做才能照樣喝酒而不發胖呢？重點主要有下列五項：

．喝酒前先吃飯糰

．喝水

．適可而止，避免飲酒過量

・酒後睡前吃蜂蜜

・隔天早餐配合飢餓狀況準備

・喝酒前先吃飯糰

如同前述，喝酒前先吃一個飯糰，能夠預防酒精造成的低血糖。這麼一來就能減少喝酒之後想吃拉麵等收尾的狀況，預防吃得過量。此外，飯糰的熱量低，就算在喝酒前吃一個也不會導致發胖。

剛開始或許會覺得抗拒，但喝酒前吃一個飯糰真的能夠減少酒後過食的情況，因此請務必實踐看看。

・喝水

喝水能夠減少酒精對腦與肝臟的影響。因為腦與肝臟的作用變差，是因為血液中的酒精濃度提高的關係。在喝酒時邊喝水，能夠減少酒精的量，降低血液中的酒精濃度。此外，睡前喝水也能防止隔天早晨脫水。因為我們很有可能把脫水後的口渴誤以為是食慾而吃得太多。為了防止這種無謂的過食，也請在睡覺前喝水吧！

由此可知，在喝酒時與睡前喝水，就能避免因為喝酒而變胖。

‧適可而止，避免飲酒過量

說到底，只要不喝太多，就不容易發生代謝的問題，也不會因為喝酒而發胖。

而這個適當的量因人而異，也會隨著當天的身體狀況而改變，因此請確實判斷不會宿醉的量吧！附帶一提，我平常喝一瓶紅酒也不會宿醉，但如果有點睡眠不足，喝一瓶紅酒就會對隔天造成影響。像這樣了解自己的酒量，盡量避免喝得太多非常重要。

‧酒後睡前吃蜂蜜

吃蜂蜜能夠防止酒精造成的低血糖、提升睡眠品質，以及防止隔天早晨的低血糖。

這麼一來隔天的食慾就不容易紊亂，能夠預防吃得太多。我想喝酒之後也很容易忘記，但記得的時候請在睡前吃蜂蜜。

・隔天早餐配合飢餓狀況準備

就算食慾沒有失調，喝了酒之後還是經常會吃得比平常多不是嗎？我幾乎一定會吃太多。直到隔天早晨體內都還有多餘的熱量，因此早上肚子不餓的情況應該也不少。如果在這種時候勉強吃早餐，將導致熱量超標。

因此喝酒的隔天，必須比平常更注意飢餓的狀況，如果肚子不餓就簡單吃一點，甚至不吃，藉此調整熱量的攝取。光是這麼做，就能調整因為喝酒而過度攝取的熱量。

只要有意識地實踐以上五點，就能既喝酒也能控制體重。**比起明明愛喝酒，卻因為忍耐導致食慾不受控制，還不如以正確的方式喝酒更容易瘦下來，請各位愛酒人士務必參考。**

48 冬天也穿薄衣服

你記不記得小學的時候，有幾位同學就算隆冬也穿著短袖呢？其實我直到讀小學為止，都是那種下雪也要穿短袖的孩子。雖然當時的記憶已經模糊，但能夠持續下去或許是因為想要逞強吧？想必不是因為在下雪的時候外出也不覺得寒冷。

不過長大成人之後，天氣冷就穿厚衣服或開暖氣，天氣熱就穿薄衣服或開冷氣已經變成理所當然。附帶一提，我的故鄉長崎，直到我高中二年級左右才在學校裝空調。

但各位知道嗎？其實這種便利的生活，正是讓人愈來愈難瘦下來的原因。

就如同序章所說的，人體具備了體內恆定的功能，能夠配合外部的環境變化調整內部環境，修正內部環境的變化。多虧了體內恆定，體重不會輕易地增加或減少。

人體在面對氣溫變化時也一樣。氣溫高就流汗降低體內溫度，氣溫低就製造熱量讓體內溫度提高。尤其內臟如果溫度上升過高或降得太低就無法正常運作，因此除了非常狀態，溫度不會有太大的變化。

那麼這個時候，體內發生什麼樣的反應呢？自律神經會感知到外部氣溫的變化，引起流汗或發熱等自動調節的反應。前面已經提過好幾次，自律神經在燃燒脂肪方面發揮了非常重要的作用。流汗或發熱能夠刺激自律神經，增加燃燒的脂肪。反之，如果過度依賴空調或衣服，就會導致自律神經衰退，脂肪難以分解。換句話說，夏天流汗、冬天覺得寒冷剛好能夠鍛鍊自律神經，變得容易瘦下來。

由此可知，不依賴空調或服裝，靠著自己的力量調整體溫，對於打造易瘦體質非常重要。

那麼具體來說，該注意那些事情呢？那就是請注意「空調的溫度不要設定得太極端」，以及「保留不仰賴空調或服裝來調節體溫的時間」這二點。

舉例來說，夏天因為很熱，空調往往會設定為24℃之類的。但24℃就會讓人不流汗，反而還會因為太冷而產生血液循環變差的問題。因此，**夏天請將空調設定在不會太熱也不會太冷的26～28℃，避免將空調溫度設定成極端地低。冬天也一樣，可以將室溫設定為20℃左右，避**

免太過溫暖。

此外，無論夏天還是冬天，都建議在一天當中保留幾個小時不使用空調的時間。可以是外出的時間，也可以將空調關掉。總而言之請試著保留不依賴空調，靠著自律神經調整體溫的時間。這麼一來就能刺激自律神經，打造容易變瘦的身體。

由此可知，冬天穿薄衣服的人，能夠刺激自律神經消耗能量，所以變得容易瘦下來。

49 購物之前先吃飯糰

你有沒有過這樣的經驗呢？出門購物的時候，忍不住買了多餘的點心與冰淇淋回家，後來雖然肚子不餓，但既然家裡有東西就吃，結果因此而後悔。我常發生這樣的狀況。尤其傍晚疲倦的時候或是喝酒之後，總是有買太多的傾向。發生這種狀況有許多原因，而影響最大的就是腦疲勞。白天的工作與低血糖引起腦疲勞，使得掌管理性的前額葉作用變差，因而忍不住買了多餘的零食。

換句話說，為了避免下班的時候買太多零食，對付腦疲勞就變得非常重要。

改善腦疲勞對策之一就是安靜閉眼。如同前面所說的。晚餐前閉眼休息五分鐘，能夠有效預防晚餐吃太多。如果購物時是開車去，即使只是在走進店裡之前，先在車上閉眼五分鐘，也能恢復大腦功能，避免買太多。

此外，低血糖也會助長腦疲勞的狀態。血糖值變低時，前額葉的作用就會變差。尤其傍晚因為距離午餐已經過了很久，維持血糖值的荷爾蒙容易減少，因此血糖質有容易下降的傾向。所以，購物前先吃飯糰補給糖分，也能減輕腦疲勞，減少購買多餘東西的狀況。

當然，應該也有人沒時間吃飯糰。這些人也可以吃顆糖果什麼的，總之先補充糖分再去購物吧！雖然只是一個小小的習慣，但光是這樣就足以大幅改變購物量，因此請試著實踐看看。

補章

腦——只要騙過大腦，不減少食量也不會胖

50 你已經得到「苗條腦」了。接下來呢？

本書已經在從序章到第三章的內容中，介紹了「飲食控制法」的基礎到實踐。只要理解到此為止的內容並實行，食慾與體重想必就能往好的方向改變。不過，除了靠著「食慾控制法」調整自律神經與荷爾蒙之外，如果還能執行奠定在腦科學基礎之上的方法，減重就能更加快速。

前面介紹的，從自律神經與荷爾蒙下手的方法，屬於發揮身體原本機能的必要行動。但遺憾的是，近年是「飽食時代」，不僅食物過剩，電視與廣告等也有無數促進食品消費的刺激。這些來自外部的誘惑，從與透過自律神經及荷爾蒙控制食慾不同的路徑擾亂食慾。

現代社會的我們，如果過著普通的生活，自律神經與荷爾蒙也會受到一～三章提到的生活習慣以外的面向（電視或廣告等）影響，導致吃得太多。這種時候，除了調節自律神經與荷爾蒙之外，也能利用大腦特性，從好的方面騙過大腦，藉此在現代社會維持苗條體型。

只要以腦科學為基礎下點工夫，即使不降低對飲食的滿足感，也能減少食量。舉例來說，藉由改變碗盤、玻璃杯、湯匙等餐具，就能吃得少也滿足。

除此之外，在用餐中或用餐前做某件事情，也能毫不勉強地減少熱量。就算是麵包與甜點，只要改變保存方法與吃法，也能防止吃得過量。

這些透過腦科學欺騙大腦的巧思，能夠讓你的減肥更加快速。第三章為止是「食慾控制法」的基礎，而閱讀補章則能獲得更快速、更顯著的成果。

51 使用小一號的碗

如果我說「只要換個碗吃飯就能瘦下來」，各位會怎麼想呢？想必也會有很多人覺得「這怎麼可能！」如果換個碗就能瘦下來，只要去大創買個碗就能輕易做到，那就太令人開心了。不過，其實真的只要換個碗就能變瘦。理由是就算吃的量相同，小碗的滿足感也會更高，這麼一來，不用吃太多就能吃飽。

這應該可以想像吧？假設有一百五十克的白飯，裝在小碗裡看起來很滿，與裝在大碗裡看起來只有一點點相比，前者還沒吃就能提高滿足感吧？沒錯，**在小碗裡裝得很滿，能夠使人類的大腦對於餐點的滿足感變高。**

Wansink B等人，進行了有關容器大小如何影響食物消費量的實驗。這個實驗以大學生為對象進行，比較將相同的零食裝在四公升容量的大容器裡吃的人，與裝在二公升容量小容器裡吃的人所吃下去的量，結果發現前者比後者多吃了56％的零食*79。

同一位作者也以冰淇淋進行研究，結果依然相同，而他也發現，不只容器，用來挖冰淇淋的湯匙大小也會影響消費量。具體來說，使用大湯匙的人比使用小湯匙的人多吃了14．5％的冰淇淋*80。

由此可知，各種研究都證實容器與湯匙的大小，會使食量產生變化。

各位知道兒童用的碗與成人用的碗，容量差了多少嗎？兒童用的碗一般約一百克，成人用的碗則約一百五十克。所以，如果大人也用兒童用的碗，即使份量相同，也能獲得較高的滿足感。

不過老實說，兒童用的碗會導致碳水化合物的量變少。就如同第一章所說的，最容易瘦的黃金比例是「蛋白質：脂質：碳水化合物＝20：20：60」。如果白飯只有一百克，除非食量很小，否則碳水化合物連全體的50％都沒超過，這麼一來，反而會因為營養失調而變得不容易瘦。

所以，如果想要提高對餐點的滿足感，建議購買大人用的小碗。可以在附近的商店買，或者在網路上搜尋「大人用、小、飯碗」，也會出現許多結果。如果吃一碗飯仍覺得無法滿足，請務必試著換成較小的飯碗，並且盛裝與原本相同的量試試看。這麼做就足以提高餐點的滿足感，攝取的熱量自然也會減少。

或許也有人已經發現了，**其實最容易變瘦的不是縮小飯碗，而是縮小盛裝配菜的容器。**基本上，減肥的人在營養平衡方面的問題就是配菜過多，脂質的比例較高。所以只要縮小盛裝配菜的容器，就能減少脂質的攝取。

理想的容器使用方式為：

- **白飯用成人的飯碗盛裝，確實攝取**
- **縮小配菜的容器，減少攝取量**
- **沙拉與湯品使用較大的容器，大量攝取**

為了大量攝取容易缺乏的碳水化合物與蔬菜、湯品，使用較大的容器，容易吃太多的配菜則使用較小的容器，這麼一來就會是營養均衡、容易變瘦，又能提高滿足感的一餐（當然，白飯吃太多的人改用較小的碗也能有效提高滿足感）。至於湯匙與叉子也一樣，希望大量攝取的食物使用較大的，至於冰淇淋等最好淺嘗則止的食物，則使用較小的。

如果只要改變容器與餐具就會更容易變瘦，沒道理不從今天就開始執行吧？

52 使用長形玻璃杯喝飲料

如同前面所說的，我非常喜歡喝酒。我喝酒與其說是排解壓力，不如說純粹是因為喜歡酒的滋味，所以才幾乎每天喝。這幾年迷上紅酒，現在喝的紅酒是購買自女兒同學的父親在附近經營的紅酒專賣店。此外，距離我家步行十秒鐘的地方有一間紅酒吧，我也經常去那裡喝。

你平常有習慣喝的飲料嗎？我認為把喝酒或喝飲料當成嗜好是一件很棒的事情，沒有必要為了減肥而禁止，如果為了減肥而減少人生的樂趣，那就本末倒置了。不過也如你所知，飲料或酒喝太多都不好。但各位知道嗎？這種時候只要改變使用的玻璃杯就能防止喝太多。

飲料杯的道理就和飯碗一樣，只要改變盛裝的容器，即使份量相同也會有不同的滿足感。玻璃杯分成長形與寬形，你家的玻璃杯哪一種形狀比較多呢？事實上，比起用寬形的玻璃杯喝飲料，用長形的玻璃杯喝更能提高滿足感。

前述進行容器大小研究的作者，也進行了驗證玻璃杯形狀的實驗，他分別使用細長玻璃杯與寬形矮玻璃杯提供飲料，結果發現無論兒童還是成人，使用寬形的矮玻璃杯都會喝下比較多的飲料[*81]。換句話說，盛裝在寬形矮玻璃杯裡的飲料，很有可能會喝太多。

因此，變瘦的秘訣就是，喝飲料或酒等希望減少飲用量時，不要使用寬形玻璃杯，而是使用長形玻璃杯，至於湯品等希望多喝一點的東西，則使用寬形的容器品嘗。

此外，也有報告顯示，玻璃杯的種類不僅會影響攝取的飲料量，也會影響食量。這是東京電機大學的木村所進行的實驗，他以學生為對象，請他們兩人一組進行對話，並且將學生分成兩組，一組的飲料使用高級玻璃杯盛裝，另一組則使用塑膠杯盛裝，調查他們在對話期間喝飲料的次數、拿杯子的時間以及吃放在一旁的零食的次數。結果發現，高級玻璃杯組的學生，喝飲料的次數平均為四・五次，塑膠杯組的學生則為八・二次；拿杯子的時間則是高級玻璃杯組六十四・三秒，塑膠杯組一百四十四・九秒；至於吃零食的次數則是高級玻璃杯組十三・五次，塑膠杯組二十・八次。換句話說，只不過把杯子換成比較高級，就能減少飲用的份量[*82]。

由此可知，玻璃杯是否具有高級感，也大幅影響飲食的量。因此在日常生活中使用高級的細長玻璃杯，就能防止喝太多酒或飲料、吃太多零食，因此更容易瘦下來。

53 伴手禮收進包包裡

說到伴手禮，有一個我在廣島工作時的回憶。我曾在廣島的骨科診所工作，放完連假之後，醫院變得非常忙碌。放假的時候無法上醫院，所以連假之後患者變得非常多。

那是我剛當上物理治療師第二年的中元節收假第一天。和我同期的同事，在中元節連假後請特休回老家，但他卻帶著伴手禮在午休的時候來休息室說了一句「今天好閒啊」。上班的人都忙到不可開交，請特休的同事卻說「很閒」，正在工作的人聽到都會不爽吧？這位同期的同事確實被上司罵了一頓而心情消沉。

不知道為什麼，提到伴手禮總是會讓我想起這件事情。

話說回來，很多人是不是都覺得「公司裡擺著許多伴手禮，總是忍不住會拿來吃」呢？這如果是每週一次或每月幾次之類的頻率也沒什麼問題，但有些公司每天都有客戶送來的見面禮，或者總是有人準備，隨時都擺著點心。如果每天都拿點心來吃，難免會因為熱量超標而變胖。當然，點心擺在看不到的地方最好，但如果對著特地買來或特地準備的人說「我不用」，也覺得不太好意思。

這種時候，避免吃太多的訣竅就是「收在眼睛看不到的地方」。如果在眼睛看得到的地方擺著食物，人類想吃的慾望就會增強。而只要將食物藏在眼睛看不見之處，就能抑制想吃的慾望。因此，不要將作為伴手禮收到的點心放在桌上，而是收進包包、口袋或是桌子的抽屜裡，就能避免吃下去。

活用這種「看到就會想吃」的特性，也能減少在家吃掉的零食量。尤其如果家人買點心來放在客廳的桌上，只要稍微花點心思就不會多吃。

舉例來說，我祖母家的客廳桌子正中央，擺著裝水果與零食的籃子。如果是這種狀況，在看電視的時候嘴饞拿來吃也無可避免，為了防止這樣的事發生，只要在籃子上蓋一塊布，把水果與零食遮起來就可以了。各位或許會覺得「就這樣？」但只要這樣一個簡單的動作，就能減少吃下去的量。

此外，增加吃點心的步驟也能抑制食慾。譬如「不解凍就不能吃」、「不站在椅子上就拿不到」等等，多增加一道吃之前的步驟，就能因為麻煩而減少吃的頻率。

由此可知，只要把拿到的伴手禮收進包包裡等眼睛看不見的地方，就能避免食慾受到過多的刺激。真的只是一點小步驟，但這麼做就能自然減少點心的攝取量。

54 食量最多減少10%

我想誰都同意為了瘦下來必須減少食量。但是，有減肥經驗的人一定會遇到一個瓶頸，那就是「食量過度減少的時候，就會因為反彈而吃得太多」。

希望瘦下來而減少食量，也會降低滿足感。這麼做的結果就是，意志力強的時候還能維持飲食限制，但如果因為壓力或疲勞累積使得意志力變得薄弱，就會因為反彈而過食。

接受私人訓練瘦下來，而後又復胖的人也會發生相同的現象。雖然在教練這個監視者在的時候，能夠發揮意志力限制飲食，但在私人訓練期間結束後，就會因為緊繃的神經放鬆下來而吃得太多。

為了避免發生這種情形，減少食量時也必須費點工夫。

這麼問有點突然，但各位聽過「改變視盲（change blindness）」嗎？這是心理學名詞，意思是「無法察覺發生什麼變化的現象」*83。

以男性為例，即使太太的妝容稍微改變也沒有發現就是改變視盲。此外，餐點的口味與平常不同也沒有發現等，也是同樣的現象。事實上，限制飲食的時候，利用改變視盲非常重要。

限制飲食的時候，如果比原本的量減少20%，人類的大腦就會察覺「咦？食物的量明顯變少了」於是對於餐點的滿足感就會降低。這時就會在餐後再吃多餘的東西，或是強化之後因為反彈造成的過食。簡而言之，這個量已經超過改變視盲的範圍。

為了避免發生這種情況，在改變視盲的範圍內進行飲食限制才是正確做法。

減少20％大腦會發現，因此請將減少的量控制在以10％內吧！這麼一來，就能在引起改變視盲的情況下減少飲食量，不需要降低滿足感就能進行飲食限制。

除了自己的飲食限制之外，如果想幫老公減少飲食量或幫孩子減少零食量，也請留意10％這個數值。

55 停掉好市多會員

我住在熊本，而熊本最近也開了一家好市多。好市多（COSTCO）是總公司在美國的會員制倉庫型賣場，必須支付年費成為會員，才能在好市多買東西。好市多的個人會員會費，在二〇二一年時變成四千八百四十日圓／年（含稅）。我自己不是會員，也沒有去過好市多，但很多朋友都成為會員，享受在好市多購物的樂趣。

我偶爾會收到朋友在好市多購買的商品，不僅品質很講究，而更重要的是份量大、大量販賣，我想也是受歡迎的理由。

但老實說，成為好市多的會員之後，容易變胖的可能性就會提高。

這也不只是好市多的問題，**購買大包裝的零食，吃的量自然就會變多。**理由之一就如同前面說過的「裝在大盤子裡就不知道吃的量是多少，於是就會吃太多」。零食也一樣，如果買了大包裝來吃，就無法掌握自己吃了多少量，於是就會在不知不覺間吃太多。

此外，**一旦打開包裝，往往也會覺得必須在變質之前盡快吃掉。**舉例來說，各位有沒有過這樣的經驗呢？「家裡的甜點今天到期，雖然肚子不餓，但還是吃掉吧！」購買大包裝的零食，也會發生相同的現象，導致吃得過量。事實上，我的學員當中，吃太多零食的，多半都是為了家人購買大包裝零食、家裡總是放著零食的人。

基於這些理由，如果想到是為了減肥，最好不要在不管買什麼都是大包裝的好市多購物。

不過，能夠一口氣把東西買齊，而且價格又便宜的好市多，依然很有魅力吧？實在很難停掉好市多會員的人，請花點心思在購買之後的保存與吃法。

譬如麵包等可以冷凍的食品，如果以冷凍的方式保存，就能延長可以吃的時間，不需要急著吃掉大量。所以能夠冷凍的食物就冷凍起來吧！至於大包裝的零食，建議在回家之後分成小包裝。舉例來說，假設有裝一百個巧克力的零食，就分裝成每包十個，這麼一來，就能掌握自己吃了多少量。

此外，在吃法方面下工夫，也能減少吃下去的量。不要把大量的零食一口氣裝在大盤子上，而是裝進小盤子裡，並且決定每一個人的份量。光是這麼做，就能減少吃太多的狀況。

由此可知，好市多雖然便利又划算，但即使不到停掉會員的地步，如果不在保存方式與吃法方面下工夫，吃的量自然而然會變多，因此必須注意。

56 每個人的餐點分開盛裝

富永家是由我、妻子、女兒、兒子以及吉娃娃組成的五人家庭，除了吉娃娃之外，其他四人食慾旺盛，真的很會吃。我至今無法忘記，兩年前全家一起去吃烤雞肉串時，只要點餐食物就會源源不絕地送上來，於是女兒與兒子不斷地點烤雞肉串，一個小時的餐費就將近兩萬日圓。那家烤雞肉串店，就算大人吃飯喝酒也只要一人四千日圓左右，那天我只喝三杯啤酒，妻子沒有喝酒，這個價格真令人吃驚。

我們家有時也會把配菜裝在大盤子上，當天就會互搶自己喜歡的東西吃。或許大人可以客氣一點，但如果不趕快挾，孩子們就會全部吃掉，所以養成了急急忙忙挾菜的習慣。因為是這種情形，所以我們家盡量把每個人的配菜分裝在各自的盤子裡。你家又是什麼情況呢？實際上，這種盛裝方式會大幅改變食量。

我想應該有很多家庭，當家庭成員愈多時，愈會因為怕麻煩而採取將配菜盛裝在大盤子上，各自挾取自己想吃的量的形式。我的老家是四人家庭，基本上也是裝在大盤子裡各自夾來吃。這是題外話，我與弟弟的食量都很大，配菜也必須準備大份量，現在回想起來，餐費應該很驚人。母親在那個時候，默默地為我們準備許多美味的食物，真的很感謝她。

話說回來，**其實現在已經發現，將食物裝在大盤子上，會比分裝在各人的盤子裡吃下更多的量。**因為裝在大盤子上吃，吃到一半就會搞不清楚自己吃了多少，於是就會吃太多。

當然，如果吃帶骨的肉類等，在自己的盤子上會留下殘渣，因此另當別論，否則將每個人的餐點分開盛裝，自然能夠減少食量，更容易瘦下來。雖然有點麻煩，但如果原本用大盤子盛裝的人可以試試看。

57 用餐時發揮五感

我喜歡喝紅酒，在喝紅酒的時候，會先仔細品味香氣，接著啜飲一口用舌頭轉一下，體會舌頭的觸感與滋味再吞入喉。此外，轉動酒杯讓紅酒與空氣接觸，也能享受紅酒的視覺。邊聽音樂邊喝紅酒，可說是充分發揮嗅覺、味覺、觸覺、視覺、聽覺這五種感覺的樂趣。

這雖然是我個人的經驗，但比起吃飯，喝紅酒的時候更能充分運用五感品嘗，而開始喝紅酒之後，我在吃飯的時候也開始運用五感了。各位知道嗎？其實吃飯的時候像這樣發揮五感，也能幫助減肥。

帶來用餐滿足感的因素有幾項。譬如已經提過的胃部重量感，而除了腦的血糖值上升之外，香氣與滋味等感覺的刺激，也能提高對於用餐的滿足感。

根據名古屋經濟大學自然科學研究會會誌刊登的論文報告，以十五名學生為對象，準備兩種有香味的「桃子水」，其中一種在喝的時候要把鼻子塞起來，另一種不用，請學生們比較兩種的滋味，回答塞住鼻子喝的那種比較美味的學生有三人，回答不塞住鼻子喝的那種比較美味的學生有十二人*84。換句話說，如果缺乏嗅覺刺激，就很難感覺到美味。

理所當然地，吃飯時也一樣，覺得美味的餐點滿足感較高，只要少量就能滿足。請各位想像一下，「真正想吃的冰淇淋」以及「其實不喜歡，但低糖、低熱量的冰淇淋」哪種吃完之後比較滿足呢？當然是前者。這麼一來就不會因為覺得不足而吃太多。

由此可知，吃飯時發揮五感，能夠提高對餐點的滿足感，於是整體的食量減少，變得更容易瘦下來。

最後將具體傳授吃飯時發揮五感的重點。吃飯的時候，視覺、嗅覺、聽覺、觸覺、味覺全部發揮，滿足感更容易提高。請在吃飯時試著意識到以下這五點：

・聽聲音（譬如烤肉的聲音等）
・嗅聞食物的香氣
・觀察色澤與冒出的蒸氣
・放入口中以舌尖品嘗
・體會口感

只要意識到這五點，五感就能獲得刺激，對於食物的滿足感也會提高。當然，我想在忙碌的時候，很難每餐都充分運用五感。但即使在這種時候，也請你試著從可以意識到的部分開始吧！稍微多點意識，就能改變對於餐點的滿足感，讓食量減少，請務必實踐看看。

58 高麗菜是最棒的減肥食材

「蔬菜要多吃！」

小時候大人常對我說這句話，而現在我也無意識地對自己的孩子這麼說。小時候不懂蔬菜的好，總是只吃魚或肉，但長大之後發現了蔬菜的美味，現在就會積極攝取。小孩子不太愛吃蔬菜，或許是因為他們的味覺與大人不同的關係。

蔬菜裡含多種無法透過其他食材攝取的營養素，其中的膳食纖維更是為現代人最易缺乏的。所以為了獲得均衡營養，積極吃蔬菜可說是正確做法。而各位知道嗎？高麗菜是食材中最適合減肥的蔬菜。

高麗菜的減肥效果主要為以下三項：

- **具水溶性膳食纖維，可穩定食慾與代謝**
- **具膳食纖維，可抑制血糖值上升**
- **具膳食纖維，可促進排便**

每一百克的高麗菜含有一・八克的膳食纖維*23。其中〇・四克是水溶性膳食纖維，能夠增加穩定食慾與代謝的短鏈脂肪酸。

此外，**在餐前攝取高麗菜的膳食纖維，具有防止血糖突然上升的作用。**當血糖值的變化緩和，促進脂肪累積的胰島素也會減少分泌，所以就變得不容易胖。

再者，**膳食纖維能夠刺激腸道幫助排便。**只要排便順暢，這個部分的體重當然就會減少，腸道環境也會平衡。而腸道環境改善，就更容易製造在腸內生成的有關食慾與代謝的荷爾蒙，於是就更容易瘦下來。

由此可知，高麗菜有許多加速減肥的要素。

此外，**將高麗菜浸泡在醋液裡製成「醋高麗菜」，更能提升減肥效果。**醋高麗菜的作法很簡單，只要將二至三大匙的白醋加入一百克的高麗菜裡，再加入少許鹽巴就完成了。製成醋高麗菜能夠為高麗菜的減肥效果加上醋的力量，讓人更容易變瘦。

舉例來說，醋裡面的「檸檬酸」就具有促進脂肪分解的效果，這代表浸泡在醋液裡能使高麗菜燃燒脂肪的效果提高。因此就如同前面的說明，能夠使高麗菜的減肥效果增強。

不過醋高麗菜也有缺點，那就是很多人不喜歡這個味道。就我個人來說，我覺得只要加點黃芥末就能改善口味問題，可以當成日常小菜品嘗。

醋高麗菜是使用醋與高麗菜這兩種唾手可得的材料，輕鬆就能製作的減肥食品。如果不討厭的話，建議在每餐的餐前吃一些。

59 餐後深蹲5次

說到瘦身運動，各位是否都有必須努力的印象呢？譬如「接受私人教練一對一的指導」、「每週去三次健身房，使用健身器材鍛鍊肌肉」或是「每天健走一小時」等等。我在學習減肥之前，也覺得「如果不做二十分鐘以上的有氧運動就無法燃燒脂肪」、「如果不去健身房運動就不會瘦」。

我想實際上，大多數努力減肥的人，都正在從事上述這些運動。

然而，如果追求的不是暫時性地減重，而是真正有意義的進行體重控制，比起這些運動，簡單一點的運動會更好。譬如餐後深蹲五次，就掌握了減肥成功的關鍵。

想要成功減肥，重要的不是短期間的重大變化，而是長期持續的微小調整，換句話說，堅持下去最重要。當然，如果為了活動或比賽等短期減重，就需要莫大的努力。但如果減肥不是為了暫時性的活動，而是為了一輩子維持苗條身材，那麼長期持續的微小調整就比重大變化更重要。

想像一下就能知道，如果暫時因為努力運動而瘦下來，不持續這項運動就無法維持苗條的體型。倘若體型因為運動這項變化而改變，為了維持下去，繼續運動是理所當然的道理。而這如果是微小的變化，運動就能持續吧？

不過，像是「每天健走一小時」這種，需要莫大努力的運動想必就很難堅持。接受私人訓練後復胖的其中一個理由就在這裡。雖然在有教練陪在身邊鞭策的這幾個月能夠努力瘦身，但很少人在結束訓練之後，還能持續相同的飲食與運動。理所當然地，一旦結束接受私人訓練的瘦身生活，恢復瘦身前原本的生活，體重也會跟著打回原形。

由此可知，瘦身運動必須在十年之後也能持續。

那麼，該運動到什麼程度才好呢？我在指導時會提出以下這些條件。

· 不管多忙都能做到
· 旅行中也能實行
· 十年後也能持續

只要滿足這幾項條件，幾乎所有人都能毫不勉強地持續下去。舉例來說，如果是健走，下雨或旅行就無法做到。人只要偷懶個幾天，就會覺得「算了」，而不再繼續。所以比起健走，在室內踏步或深蹲更好。具體來說，我經常提議的運動如下。

· 包含在室內踏步，每天走八千步
· 飯後深蹲五次
· 刷牙時踮腳尖五次

尤其如果與餐後或刷牙等已經養成的習慣連結，運動也比較容易持續下去。而長期持續這些微小的行動，日後就能帶來莫大成果。

我想也有很多人聽到這裡會覺得「這種運動瘦不下來吧？」的確，就算每天深蹲五次，消耗的熱量也只有兩大卡左右，肌肉想必也不會增加。

但實際上，人類的特徵是，就算目標只有少少的五次，一旦開始進行，就會做到超過目標。

縮小目標的重點在於，不管什麼時候都能達成，藉此養成運動習慣。

所以，盡量縮小最低目標很重要。一旦開始嘗試就會知道，如果有多餘的時間與體力，就會覺得「既然還有餘力，今天就做十五次吧！」結果做五次以上的日子就變多了。此外，也有很多人在持續深蹲之後開始從事其他運動，譬如「稍微去外面散步一下好了」。

於是，雖然目標只是微小的運動習慣，實際上卻做了比目標更多的運動，產生了相當顯著的結果。

我想很多人在過去都因為「無法持續運動」而煩惱，這或許只是因為在剛開始把目標設定地太大罷了，只要把目標縮小為飯後深蹲五次，想必就能養成持之以恆的習慣。請設定不管什麼時候都必須達成的微小目標吧！

60 早晨散步是最棒的減肥習慣

「早晨散步」是我持續數年以上的習慣之一。早晨伸展持續了二十年以上，而最近這三年，每天除了早晨的伸展之外，還加上二十分鐘左右的散步。

這種早上的有氧運動對於幫助減肥成功非常有效。各位或許會覺得「只有二十分鐘夠嗎？」但重要的不是時間，而是早上的運動能夠穩定一天的食慾與代謝。早晨散步能夠穩定食慾與代謝的理由在於以下這三點：

- **調整生理時鐘**
- **分泌血清素**

・調整生理時鐘

人體具有被稱為「生理時鐘」的功能。生理時鐘是一種即使不看時間，依然以大致二十四小時的規律運作的機制。舉例來說，生活在全黑而且沒有時鐘的屋子裡，就會完全搞不清楚時間，但人類依然在早晨的時段起床，夜晚的時段睡覺。這是因為生理時鐘已經建立了與起床與睡眠有關的二十四小時節奏。事實上，自律神經大幅影響了生理時鐘，而相反地，如果生理時鐘亂掉，也會帶給自律神經不良影響。

如果想要調整生理時鐘的節奏，從陽光、運動與飲食這三點著手非常有效。早上開始從事這三項活動，就能重新設定生理時鐘並調整其規律。生理時鐘正常運作的結果，就是自律神經達到平衡，食慾與代謝也穩定下來。所以如果早上散步，就能透過施加陽光與運動這兩項刺激調整生理時鐘。

由此可知，早上散步能夠穩定食慾與代謝，變得更容易瘦。

・分泌血清素

一大早就沐浴在陽光下能夠分泌「血清素」。血清素在本書中出現過好幾次，我想應該也有很多人記得，這種荷爾蒙能夠幫助穩定心情與食慾。大家之所以會建議憂鬱的人曬日光浴或散步，就是因為分泌血清素能夠有效改善消沉的心情。

早上散步從荷爾蒙平衡的觀點來看，也容易穩定食慾。

・提高健康意識

早上運動能夠提高健康意識，不再吃不健康的食物，並且無意識地活動身體。你也有過這樣的經驗嗎？睡回籠覺之後，早上就過得很懶散，之後也容易在家耍廢又吃得太多。相反地，如果假日早起，早上伸展散步，一整天的生活也會變得很有精神。

像這樣提高健康意識，也是早上散步所能得到的減肥效果之一。

61 吃美味的食物就能瘦

你和朋友一起去吃午餐時，選擇餐點的基準是什麼呢？如果正在減肥，很多人應該都會選擇「熱量低」、「醣類不多」、「最好多一點蔬菜」、「不是炸物」等不容易胖的餐點吧？我經常外食，所以在某種程度上也會選擇有健康意識的食物。

不過，如果選擇菜色時過度意識到健康，不要說容易瘦了，反而還更容易變胖。我建議外食的時候，不要選擇易瘦的食物，而是選擇美味的食物。

如同前述，五感會影響對於食物的滿足感。**聞起來好吃的氣味、看起來美味的外觀、喜歡的口味與口感等，都能提高你的滿足感。**反過來說，討厭的食物無論吃多少都很難滿足。因此選擇不容易胖的食物也會發生相同的現象。

我想這點各位也有經驗吧？午餐選擇健康的餐點而非想吃的餐點，結果因為得不到滿足感，後來又去吃了甜點，導致熱量超標。這種經驗時常發生在午餐或晚餐，即使因為不想變胖而吃了低熱量、低醣類的食物，之後如果再吃多餘的東西導致熱量攝取過多，依然會變胖。

與其發生這種情形，**不如就算熱量多少高一點，依然在正餐獲得滿足，這麼一來就不需要吃點心，結果總熱量反而較低，也變得更容易瘦下來。**

雖然像我這種外食頻率高的人，在某種程度上注意一下比較好，但如果每週只吃幾次外食，與其選擇健康、不容易胖的餐點，不如選擇你覺得美味的食物還更容易瘦。

62 購物建議去超市而不是便利商店

最近去便利商店購物的機會增加了。以前說到便利商店，往往給人「食物不好吃」、「對身體不好」的印象，頂多只會去買水或咖啡。不過最近便利商店也擺出了看似健康的食品，口味也遠比以前好多了。適合減肥的商品也不少，而Youtube也介紹了很多便利商店的商品。

然而，不管便利商店準備了多少健康又不容易胖的商品，我也不建議減肥的人走進去。尤其是容易因為食慾紊亂而吃太多的人，購物時最好去超市而不是去便利商店。

我不建議在便利商店購物最主要的理由在於：**「便利商店的商品配置，讓人容易購買立刻就能吃的東西」**。請你想像一下便利商店的收銀台，旁邊擺的都是炸雞、薯條等炸物，或是包子等輕鬆就能吃的食品。你有沒有過本來走進便利商店只是想買飯糰，結果在排隊結帳時，看到炸雞而忍不住購買的經驗呢？我有。沒錯，便利商店為了讓顧客多買一點，而採取讓人容易衝動購買的配置。

至於超市的收銀檯旁，則是電池之類的日用品。因為超市的客群多半是家庭主婦，所以採取的是刺激她們順手購買的配置。

基於上述理由，我建議購物時最好去超市而非便利商店。尤其剛下班等疲倦的時候如果順道去便利商店，容易衝動購買，更是必須注意。請在比較空閒的時候去超市購物吧！

63 購物前吃水果會瘦

你在購物的時候，有沒有過「原本不打算買零食的，結果卻忍不住買了」的經驗呢？我常有這樣的經驗。除此之外，原本只是想買點配菜，結果卻買了多餘的東西；或者只是想買點沙拉之類的輕食，結果卻買了炸物等，這種非預期購物的經驗也不少。

每次購物都購買多餘的東西或高熱量的食物，容易變胖也是理所當然。如果正在減肥，購物的時候還是會想要盡量購買健康的食物吧？

其實外出購物時，只要多一道「購物前先吃水果」的步驟，就比較不會購買多餘的東西或是高熱量的食物。

如果在購物前吃水果之類感覺健康的食物，「促發效應」就會發揮作用，即使自己沒有意識

到，也會選擇健康的食物購買。促發效應是從事某個行動前受到的刺激，在無意識當中影響接下來的行動的現象*69。

舉例來說，午休時經過麵包店，聞到麵包美味的香氣，那麼就算沒有意識到，也會在下班購物時忍不住買麵包，這樣的現象就是促發效應。只要好好運用促發效應，在購物前先吃蔬菜水果等，在購物時自然而然也比較容易選擇健康的食物購買。

如果你在購物時，容易忍不住買下垃圾食物或高熱量的食物，請務必在購物之前先吃水果再出發。

64 洋芋片裝在盤子裡吃

這麼問有點突然，不過各位吃洋芋片時喜歡什麼口味呢？我想應該分成了薄鹽派與高湯派，而我是薄鹽派的。不過最近或許是因為年紀變大，也可能是因為這段時間過度在意健康，總之也變得不太吃洋芋片了。最近也開始販賣不添加化學調味料的洋芋片，不禁讓人感覺到時代已經改變。即使如此，洋芋片對身體而言依然不是什麼好東西，能夠不吃當然還是不吃比較好。

此外就減肥的角度來看，洋芋片是炸物，一百克就有五百大卡以上的熱量，而且酥脆的口感還容易讓人一不小心就吃太多，所以並不推薦。如果平常除了正餐之外還吃洋芋片，會胖也是理所當然。不過，我想減肥中的人，有些還是會想吃洋芋片吧？想吃洋芋片的時候，必須花點巧思避免吃太多。

避免吃太多洋芋片的巧思之一就是「裝在盤子裡吃」。說到洋芋片，多數人都是把手伸進袋子裡直接拿出來吃吧？我記得自己以前也是這麼做的。不過用這種方式吃洋芋片，容易不小心吃進過多的量。

我想各位都有過這樣的經驗，把手伸進袋子裡吃，就會在不知不覺間吃完，而且還覺得不滿足，心想「咦？怎麼一下子就沒了」。如同前面的說明，**人類如果不清楚自己吃了多少，就會降低對於進食的滿足感。所以如果直接從袋子裡拿出來吃，就會因為不滿足而吃下許多。**

為了防止這種情形，我建議吃之前先裝進盤子裡。只要裝盤就能看見自己吃了多少，能夠預防過食。或者選擇小包裝的洋芋片也很有效。因為小包裝吃了多少就會留下多少袋子，這麼一來就會發現吃太多，吃的量也能減少。

這個方法不只限於洋芋片，如果吃大包裝的零食就裝進盤子裡，否則就請選擇小包裝吧！

65 麵包冷凍起來

「我吃太多麵包了，所以減肥時盡量不吃」這樣的人很多。我很懂那種不小心吃太多麵包的感覺。只吃麵包的滿足感低，總覺得少了點什麼，所以往往會不小心吃太多。這雖然與缺乏咀嚼感與水分含量較少有關，但無論如何，麵包都是一種容易吃太多的食物。

我在第一章提到，如果想吃麵包建議吃貝果，但就算是脂質含量低的貝果，吃太多依然會胖。但想必也有人因為「家人買了大量麵包，不吃掉不行」。這種時候，我就建議大量購買的人將麵包冷凍起來。

麵包只要冷凍，就不需要急著吃掉了。想必也有很多人有過這樣的經驗，因為大量購買導致即將過期，明明肚子不餓還是吃了很多，但如果一買來就冷凍保存，這個問題就能解決。

除此之外，人類也具有稍微多道步驟就不會多吃的特性。冷凍麵包必須經過「解凍」這道手續才能吃，就算一時衝動想吃，麻煩的感覺也會占據優勢，幫我們的食慾踩下剎車。

當然也有無法冷凍的麵包。不過像吐司或貝果之類能夠冷凍的麵包，建議除了當天吃的份量之外全部冷凍。真的只要花點小工夫，就能解決吃太多麵包的問題。

除了麵包之外，日式甜點等也能冷凍，有人送伴手禮、見面禮等收到大量甜點的時候，就請冷凍保存吧！

結語~不要盲目跟隨流行~

「理所當然地把平凡無奇的事情做到好，這很重要。」

至今為止，我已經把這句話告訴了好幾百名因為減肥而煩惱的人。多數人在瘦不下來的時候，都會覺得「這是因為自己不知道瘦身的最新資訊」、「接下來一定會找到能夠變瘦的減肥方法」而收集資料。彷彿就像順應這股趨勢似的，社群媒體、書本、網路上的減肥方法年復一年推陳出新。

我懂那種發現新的減肥方法，就覺得「這次應該能瘦下來……」的期待心情。因為我也在學習減肥的過程中，好幾次尋找「任何人都能變瘦」的答案。但最後我得到的結論是「沒有一個方法適用於所有人，減肥的方式因人而異」。

就如同本書說明的理論，我認為「人類天生就具備不變胖的機制（體內恆定），這個機制失靈是變胖的原因」，因此找出破壞這項機制的生活習慣，並且設法改善。於是我找到了一個減肥方法，就算不做一般那些勉強自己變瘦的事情，譬如飲食限制或高強度運動，也能自然而然控制食慾並且逐漸瘦下來。這個方法就是我所提倡的「食慾控制法」。

如果你過食或是吃太多，就算我說「吃太多的問題自然能夠解決」，你恐怕也不會相信吧？我過去的學員在剛開始執行時多半也是半信半疑，但許多實踐「食慾控制法」的人都對我說：

・我對食物的執著好像假的一樣消失了！

・我完全沒有努力體重卻變輕了！

・我的人生改變了！

而最後一項「我的人生改變了」，就是我持續進行減肥指導最主要的理由。

老實說，減肥指導有時相當辛苦。尤其如果指導對象罹患飲食障礙症，比起飲食或運動指導，精神照顧占了大半。當然，我不是心理醫師也不是諮商師，專業領域就交給專家。不過在過程中，我依然思考有沒有自己也能做的事情並實踐，即使如此依然不順利，也有好幾次想要辭去減肥指導者的工作。

然而，每當學員對我說「多虧了富永先生，我的人生改變了」，使命感就會湧現，讓我能夠持續下去。我之所以能夠直到今天依然在社群媒體上傳遞訊息以及進行減肥指導，絕對要感謝這麼對我說的學員們。當然，過程中也有妻子與其他家人的支持，妻子總是擔心我的狀態，對我說「不勉強自己做下去也沒關係」，傳達給我「不需要勉強自己」的訊息。但能夠讓我持續至今的，依然是學員與粉絲給我的力量。

當追蹤人數增加到一定程度時，也有一段時期因為收到類似人身攻擊的留言或私訊而感到疲憊，但只要有一成的人對我說「我的人生改變了」，就能成為我持續傳遞訊息的動力。

最後我要說，我其實對於別人是胖還是瘦不感興趣。或許也會有很多人覺得「身為減肥指導者，你在說什麼啊？」但我成為減肥指導者之後，接觸了很多因為減肥而煩惱的人，讓我一直覺得「如果從減肥解放，人生明明會更輕鬆也更有樂趣」。

本書沒有寫出什麼特別的內容。我想也有很多部分寫得像是在說教，但本書如果歸結成一句話，那就是「理所當然地花心思堅持去做平凡無奇的事情」。

當然，即使實踐本書的內容，也不會像接受私人訓練或是斷食那樣，在短期內大幅瘦下來。

但只要多花一點時間，就不只能夠變瘦，想必還能得到不被減肥困住的人生。

希望本書的內容，能夠多少幫助你從飲食與體重的支配中解放。

Chivkula Subramanyam, Harish Vuyyuru, Mitnala Sasikala, D Nageshwar Reddy.
99. Ghrelin: much more than a hunger hormone. Geetali Pradhan, Susan L. Samson, and Yuxiang Sun.
100. The artificial sweetener acesulfame potassium affects the gut microbiome and body weight gain in CD-1 mice. Xiaoming Bian, Liang Chi, Bei Gao, Pengcheng Tu, Hongyu Ru, Kun Lu.
101. Gut microbiota and metabolic syndrome. Davide Festi, Ramona Schiumerini, Leonardo Henry Eusebi, Giovanni Marasco, Martina Taddia, Antonio Colecchia.

80. Wansink B, Van Ittersum K. and Painter J.E.　Ice cream illusions bowls, spoons, and self-served portion sizes. American Journal of Preventive Medicine 2006；31（3）:240-243.
81. Wansink B, Van Ittersum K.　Bottoms up! The influence of elongation on pouring and consumption. Journal of Consumer Research 2003；30:455-463.
82. グラスデザインが飲食物の摂取量及び食味評価に及ぼす影響の社会心理学的解明　木村 敦
83. 経験の豊かさは何によって測られるべきか？—「大いなる錯覚」を巡る議論の含意　呉羽 真
84. 食物における視覚と嗅覚の役割について　堀尾 拓之，池田 早希
85. Whole-body calorimetry studies in adult men. 2. The interaction of exercise and over-feeding on the thermic effect of a meal.　H M Dallosso, W P James.
86. 国民健康・栄養調査（1976 ～ 2019）
87. Mechanisms of Weight Regain following Weight Loss.　Erik Scott Blomain, Dara Anne Dirhan, Michael Anthony Valentino, Gilbert Won Kim, and Scott Arthur Waldman.
88. Ironic processes of mental control.　D M Wegner.
89. Seidelmann SB, Claggett B, Cheng S, et al.　Dietary carbohydrate intake and mortality: a prospective cohort study and meta-analysis. Lancet Public Health 2018; 3:e419 419.
90. Blood plasma levels of cortisol, insulin, growth hormone and somatomedin in children with marasmus, kwashiorkor, and intermediate forms of protein-energy malnutrition. SMITH I F, LATHAM M C, AZUBUIKE J A, BUTLER W R, PHILLIPS L S, POND W G, ENWONWU C O.（Cornell Univ., New York）
91. Takeuchi H, Matsuo T, Tokuyama K, Shimomura Y, Suzuki M.　Diet-induced thermogenesis is lower in rats fed a lard diet than in those fed a high oleic acid safflower oil diet, a safflower oil diet or a linseed oil diet. J Nutr 125 : 920-925.
92. Regulation of Body Weight in Humans.　ERIC JÉQUIER AND LUC TAPPY. Institute of Physiology, University of Lausanne, Lausanne, Switzerland.
93. The impact of sleep deprivation on food desire in the human brain.　Stephanie M. Greer, Andrea N. Goldstein & Matthew P. Walker.
94. Japanese Dietary Lifestyle and Cardiovascular Disease.　Norio Tada, Chizuko Maruyama, Shinji Koba, Hiroaki Tanaka, Sadatoshi Birou, Tamio Teramoto, Jun Sasaki.
95. 依存症の脳科学（<研究報告>倫理学者のためのニューロエシックス）　太田 徹，佐々木 拓
96. 座位行動の科学―行動疫学の枠組みの応用―　岡 浩一朗，杉山 岳巳，井上 茂，柴田 愛，石井 香織，OWEN Neville
97. Alcohol consumption and body weight: a systematic review.　Carmen Sayon-Orea, Miguel A Martinez-Gonzalez, and Maira Bes-Rastrollo
98. Role of the normal gut microbiota.　Sai Manasa Jandhyala, Rupjyoti Talukdar,

Kazuyoshi HASHIMOTO, Tetsuya SEKI, Toshio TAKIGUCHI, Morimasa YAMAMOTO, Shigeru SUGIYAMA, Takurou TAKEICHI, Yutaka ITO, Yoshihiro KURISAKI, Shigeru SAITO, Kazuo TAKADA, Masami NAGASHIMA

61. 咀嚼によるストレス軽減効果（研究発表論文）（Effect of chewing on stress reduction [Research Papers,The 35th Symposium on Life Information Science]）Shuichi HASHIZUME, Kimiko KAWANO, Hideyuki KOKUBO, Mikio YAMAMOTO, Hidetsugu KATSURAGAWA, Akihiko KAMADA, Tsuneo WATANABE
62. Sitting time and all-cause mortality risk in 222497 Australian adults. Hidde P van der Ploeg, Tien Chey, Rosemary J Korda, Emily Banks, Adrian Bauman.
63. 『長生きしたければ座りすぎをやめなさい』岡 浩一朗
64. 腸内細菌叢と肥満症　入江 潤一郎，伊藤 裕
65. Hypothesis: bacteria control host appetites. Vic Norris, Franck Molina, Andrew T Gewirtz.
66. A Brief Review on How Pregnancy and Sex Hormones Interfere with Taste and Food Intake. Marijke M Faas, Barbro N Melgert, Paul de Vos.
67. 治療の進歩 2. 肥満症の薬物治療―脳・腸ペプチドの応用　中里 雅光
68. Inhibition of food intake in obese subjects by peptide YY3-36. Rachel L Batterham, Mark A Cohen, Sandra M Ellis, Carel W Le Roux, Dominic J Withers, Gary S Frost, Mohammad A Ghatei, Stephen R Bloom.
69. プライミング効果と意識的処理・無意識的処理　川口 潤
70. 短時間仮眠が午後の運動パフォーマンスに及ぼす効果　山本 哲朗，林 光緒
71. 短時間の昼寝が日中の眠気に与える影響―大学 1 年生を対象とした調査―　宮 崎 伸一
72. Exploring the nap paradox: are mid-day sleep bouts a friend or foe? Janna Mantua, Rebecca M C Spencer.
73. 脳疲労と脳血流量の関係性～閉眼安静・ガム・アロマセラピーの比較～　今泉 敦美，小川 亞子，鄭 飛，田熊 公陽，阪元 甲子郎，松崎 航平，丸田 健介，矢野 佑菜
74. Do You Suffer From Decision Fatigue? by John Tierney, New York Times Magazine, August 17, 2011.
75. 咀嚼回数と食事にかける時間が摂食量および食後の満腹感と空腹感に及ぼす影響（How masticating frequency and meal time affect food intake and the feeling of fullness and hunger after meals）松元 圭太郎，野田 観世，下橋 樺奈，佐々木 優
76. おいしさのシグナルと肥満（ダイエット）の科学 6. 肥満症防止と治療における咀嚼の臨床的意義　坂田 利家
77. Cross-sectional relationship of pedometer-determined ambulatory activity to indicators of health. Catherine B Chan, Elizabeth Spangler, James Valcour, Catrine Tudor-Locke.
78. 『小さな習慣』スティーヴン・ガイズ
79. Wansink B, and Cheney M.M. Super Bowls: serving bowl size and food consumption. The Journal of the American Medical Association 2005；13;293（14）:1727-1728.

川田 雄三，坂牧 僚，高村 昌昭，横山 純二，寺井 崇二（新潟大学大学院 消化器内科学）
42. 腸疾患における腸内細菌のかかわり　安藤 朗，藤本 剛英，高橋 憲一郎
43. 学級の社会的目標の提示が心理的リアクタンスと目標の共有に及ぼす影響　大谷 和大（北海道大学），山村 麻予（大阪大学）
44. 農林水産省 HP（https://www.maff.go.jp/j/heya/kodomo_sodan/0405/05.html）
45. 国立研究開発法人医薬基盤・健康・栄養研究所 HP
46. 日本におけるギャンブル依存症患者に関する一考察—依存症患者の脳機序に着目 して—　横浜国立大学大学院環境情報学府博士課程後期 福井 弘教
47. Cinnamon extract enhances glucose uptake in 3T3-L1 adipocytes and C2C12 myocytes by inducing LKB1-AMP-activated protein kinase signaling.　Yan Shen, Natsumi Honma, Katsuya Kobayashi, Liu Nan Jia, Takashi Hosono, Kazutoshi Shindo, Toyohiko Ariga, Taiichiro Seki.
48. PGRN は高脂肪食によるインスリン抵抗性と肥満をインターロイキン 6 を介し誘導するアディポカインである　松原 稔哉，西村 紀，清野 進
49. Effects of Mindfulness-Based Stress Reduction on employees' mental health: A systematic review.　Math Janssen, Yvonne Heerkens, Wietske Kuijer, Beatrice van der Heijden, Josephine Engels.
50. Metabolomic response to coffee consumption: application to a three-stage clinical trial.　M C Cornelis, I Erlund, G A Michelotti, C Herder, J A Westerhuis, J Tuomilehto.
51. 日常生活の中におけるカフェイン摂取 : 作用機序と安全性評価（Caffeine Intake in the Daily Life : Mechanism of Action and Safety Assessment）栗原 久
52. 香りが脳機能に与える効果（特別講演 3）（第 17 回生命情報科学シンポジウム）古賀 良彦
53. ハチミツの科学　越後 多嘉志
54. International table of glycemic index and glycemic load values: 2002.　Kaye Foster-Powell, Susanna HA Holt, Janette C Brand-Miller.
55. 糖尿病に対するハチミツの影響：糖尿病マウスを通して　白井 悠佑，佐々木 大樹，田中 美子，松本 耕三
56. 糖代謝における睡眠の重要性（The impact of sleep on glucose metabolism）後藤 伸子
57. 食欲調整ホルモン（レプチン、グレリン）と睡眠時間・睡眠の質との関係　三輪 孝士，高橋 一平，西村 美八，岩間 孝暢，工藤 久，甲斐 知彦，飯塚 浩史，糟谷 昌志，浜野 学，中路 重之
58. Spiegel K, Tasali E, Penev P, Van Cauter E.　Brief Communication: Sleep Curtailment in Healthy Young Men Is Associated with Decreased Leptin Levels, Elevated Ghrelin Levels, and Increased Hunger and Appetite. Ann lntern Med　2004；141：846-850.
59. Spiegel K, Leproult R, L'hermite-Balériaux M, Copinschi G, Penev PD, Van Cauter E. Leptin levels are dependent on sleep duration: relationships with sympathovagal balance, carbohydrate regulation, cortisol, and thyrotropin. J Clin Endocrinol Metab 2004；89：5762-5771.
60. The Effects of Mastication on Insulin Secretion（Part II）　Hideto MATSUDA,

20. 望まない思考の抑制と代替思考の効果　木村 晴
21. Inadequate sleep as a risk factor for obesity: analyses of the NHANES I. Sleep. 2005；28(10)：1289-1296.
22. 生活習慣と BMI の関連について―健診受診者 6,826 人の集計より―　久保田 修，落合 巧，小川 祐子，横山 明子，長尾 住代，松下 重子，高橋 芳子，今坂 純奈，木 部 美帆子，野中 佳子，村松 富子，佐藤 五夫
23. 日本食品標準成分表 2020 年版（八訂）
24. 発芽玄米が健常者の血糖値に与える影響に関する研究　鈴木 祥子，山田 紀子，森奥 登志江，加藤 昌彦，谷山 元，早川 富博
25. 食品の組み合わせが健常な大学生の食後血糖値に及ぼす影響　久野（永田）一 恵，原口 美和（佐賀短期大学）
26. 卵の食後血糖上昇抑制効果―卵の形態および食べる順序の検討―　末田 香里，平田 麗菜，伊藤 萌子，八合 加奈，島崎 春菜，酒井 映子，鈴木 千晶
27. 糖尿病患者における食品の摂取順序による食後血糖上昇抑制効果　今井 佐恵子，松田 美久子，藤本 さおり，宮谷 秀一，長谷川 剛二，福井 道明，森上 眞弓，小笹 寧子，梶山 静夫
28. 食餌脂肪の分子種と体脂肪蓄積に関する研究（平成 15 年度日本栄養・食糧学会 奨励賞受賞）竹内 弘幸
29. 目ばかり・手ばかりによる食品重量推測に関する研究　広瀬 朱理，乾 陽子，木下 麻衣，石川 拓次，久保 さつき，福永 峰子
30. 日本人の食事摂取基準（2020 年版）
31. 食事の摂取順序による血糖値への影響　古賀 克彦
32. 糖尿病の分類と診断基準に関する委員会報告（国際標準化対応版）清野 裕，南條 輝志男，田嶼 尚子，門脇 孝，柏木 厚典，荒木 栄一，伊藤 千賀子，稲垣 暢也，岩本 安彦，春日 雅人，花房 俊昭，羽田 勝計，植木 浩二郎
33. 科学的根拠に基づく糖尿病診療ガイドライン 改訂第 2 版
34. Caloric restriction reduces age-related and all-cause mortality in rhesus monkeys. Ricki J. Colman, T. Mark Beasley, Joseph W. Kemnitz, Sterling C. Johnson, Richard Weindruch, Rozalyn M. Anderson.
35. 3 歳児の睡眠時間がその後の肥満に与える影響の縦断的検討　高橋 彩紗，鈴木 孝太，佐藤 美理，山縣 然太朗
36. 幼児肥満ガイド　日本小児医療保健協議会，栄養委員会，小児肥満小委員会
37. 肥満症と睡眠障害　大井 元晴，陳 和夫
38. アルコールの睡眠への影響　早稲田大学名誉教授 すなおクリニック院長 スリープ・メンタルヘルス総合ケア 内田 直
39. Weight loss is greater with consumption of large morning meals and fat-free mass is preserved with large evening meals in women on a controlled weight reduction regimen.　N L Keim , M D Van Loan, W F Horn, T F Barbieri, P L Mayclin.
40. 水とヒト―生理的立場から―　田中 正敏（福島県立医科大学医学部衛生学講座）
41. 当院における小腸内細菌異常増殖（SIBO）の診断・治療の現状と問題点　横山 邦彦，

[参考文献]

1. M. Nakao, K. Anan, H. Araki, and S. Hino. Distinct roles of NAD+-Sirt1 and FAD -LSD1 pathways in metabolic response and tissue development. Trends Endocrinol. Metab.
2. 日本人のゲノムワイド関連解析による BMI に関連する 112 の新たな感受性領域の同定　秋山雅人，鎌谷洋一郎
3. Continuous Glucose Profiles in Healthy Subjects under Everyday Life Conditions and after Different Meals. Guido Freckmann, Sven Hagenlocher, Annette Baumstark, Nina Jendrike, Ralph C. Gillen, Katja Rössner, and Cornelia Haug.
4. Blaming the Brain for Obesity: Integration of Hedonic and Homeostatic Mechanisms. Hans-Rudolf Berthoud, Heike Münzberg, Christopher D Morrison.
5. コカコーラサイト（https://www.cocacola.co.jp/brands/coca-cola_/cocacola）
6. 超低糖質食評価研究から見えてきた食事指導の問題点　大櫛 陽一 , 春木 康男 , 宗田 哲男 , 銅冶 英雄 , 糖質ゼロ食研究会 , 山内 忠行
7. Biology's response to dieting : the impetus for weight regain. Paul S. MacLean, Audrey Bergouignan, Marc-Andre Cornier, and Matthew R. Jackman.
8. 血圧日内変動　苅尾 七臣
9. Role of set-point theory in regulation of body weight. R B Harris.
10. Changes in Energy Expenditure with Weight Gain and Weight Loss in Humans. Manfred J. Müller, Janna Enderle, and Anja Bosy-Westphal.
11. 神経性やせ症の栄養療法　鈴木（堀田）眞理
12. Keys A, et al（1950）『The Biology of Human Starvation.』University of Minnesota Press
13. Impact of weight regain on metabolic disease risk: a review of human trials. Cynthia M Kroeger , Kristin K Hoddy , Krista A Varady.
14. エネルギー消費量・摂取量の個人内・個人間変動から迫るエネルギーバランスの 規定要因　安藤 貴史
15. 肥満に影響する遺伝マーカーを解明―日本人 17 万人の解析により肥満に関わる病気や細胞を同定―　理化学研究所，日本医療研究開発機構，東北大学東北メディカル・メガバンク機構，岩手医科大学いわて東北メディカル・メガバンク機構
16. ライフスタイルと小児肥満　落合 裕隆 , 白澤 貴子 , 島田 直樹 , 大津 忠弘 , 星野 祐美 , 小風 暁（昭和大学医学部衛生学公衆衛生学講座 公衆衛生学部門）
17. 月経前症候群の症状を有する女性に対する呼吸法のリラクセーション効果（Effects of breathing method on relaxation for women with premenstrual syndrome）大平 肇子，町浦 美智子，斎藤 真 [他]，村本 淳子
18. うつ病と栄養　武田 英二，奥村 仙示，山本 浩範，竹谷 豊
19. 食生活の近代化と伝統的身体観・健康観の変容：トンガ健康減量大会の事例研究　井上 昭洋

搞定自律神經

我竟輕鬆減掉37公斤！

推翻168、減醣、斷食迷思，
只要平衡腦內神經&荷爾蒙，餐餐吃飽不復胖

作者富永康太
譯者林詠純
主編吳佳臻
責任編輯孫珍
封面設計羅婕云
內頁美術設計李英娟

執行長何飛鵬
PCH集團生活旅遊事業總經理暨社長李淑霞
總編輯汪雨菁
行銷企畫經理呂妙君
行銷企畫主任許立心

出版公司
墨刻出版股份有限公司
地址：115台北市南港區昆陽街16號7樓
電話：886-2-2500-7008／傳真：886-2-2500-7796／E-mail：hkcite@biznetvigator.com
發行公司
英屬蓋曼群島商家庭傳媒股份有限公司城邦分公司
城邦讀書花園：www.cite.com.tw
劃撥：19863813／戶名：書虫股份有限公司
香港發行城邦（香港）出版集團有限公司
地址：香港九龍土瓜灣土瓜灣道86號順聯工業大廈6樓A室
電話：852-2508-6231／傳真：852-2578-9337／E-mail：mook_service@hmg.com.tw
城邦（馬新）出版集團 Cite (M) Sdn Bhd
地址：41, Jalan Radin Anum, Bandar Baru Sri Petaling, 57000 Kuala Lumpur, Malaysia.
電話：(603)90563833／傳真：(603)90576622／E-mail：services@cite.my
製版・印刷藝樺彩色印刷製版股份有限公司・漾格科技股份有限公司
ISBN978-986-289-748-5・978-986-289-749-2（EPUB）
城邦書號KJ2069 **初版**2022年9月 **十三刷**2024年7月
定價380元
MOOK官網www.mook.com.tw
Facebook粉絲團
MOOK墨刻出版 www.facebook.com/travelmook

國家圖書館出版品預行編目資料

搞定自律神經,我竟輕鬆減掉37公斤!：推翻168、減醣、斷食迷思,只要平衡腦內神經&荷爾蒙,餐餐吃飽不復胖/富永康太作；林詠純譯. -- 初版. -- 臺北市：墨刻出版股份有限公司出版：英屬蓋曼群島商家庭傳媒股份有限公司城邦分公司發行, 2022.09
284面；14.8×21公分. -- (SASUGAS ;69)
譯自：101の科学的根拠と92%の成功率からわかった 満腹食べても太らない体
ISBN 978-986-289-748-5(平裝)
1.CST: 減重 2.CST: 健康法
411.94　　　111013212